生物医学
实验教程

王福财　刘接卿　李招发　主编

清華大学出版社
北　京

图书在版编目（CIP）数据

生物医学实验教程 / 王福财，刘接卿，李招发主编 . — 北京 : 清华大学出版社，2024.5
ISBN 978-7-302-66220-4

Ⅰ. ①生…　Ⅱ. ①王…　②刘…　③李…　Ⅲ. ①生物医学工程－实验－教材　Ⅳ. ① R318-33

中国国家版本馆 CIP 数据核字（2024）第 096769 号

责任编辑：辛瑞瑞　孙　宇
封面设计：钟　达
责任校对：李建庄
责任印制：曹婉颖

出版发行：清华大学出版社
网　　址：https://www.tup.com.cn，https://www.wqxuetang.com
地　　址：北京清华大学学研大厦 A 座　　邮　　编：100084
社 总 机：010-83470000　　邮　　购：010-62786544
投稿与读者服务：010-62776969，c-service@tup.tsinghua.edu.cn
质量反馈：010-62772015，zhiliang@tup.tsinghua.edu.cn
印 装 者：三河市铭诚印务有限公司
经　　销：全国新华书店
开　　本：185mm × 260mm　　印　张：9.5　　字　数：191 千字
版　　次：2024 年 5 月第 1 版　　印　次：2024 年 5 月第 1 次印刷
定　　价：54.80 元

产品编号：101121-01

编　委　会

前　言

本书根据新时代高校课程教学改革的精神，借鉴国内多所院校生物医学课程整合实验改革经验，整合了临床医学专业《细胞生物学》《生物化学》《分子生物学》《医学遗传学》等生物医学类基础课程的实验内容。经过多轮实验教学实践，删除了部分验证性或演示性实验，新增了综合性实验、科研转化实验以及虚拟仿真实验。章节内容包括生物医学实验室安全及应急措施、常用仪器设备及其使用、细胞生物学与医学遗传学实验、生物化学与分子生物学实验、生物医学科研转化实验及虚拟仿真实验等。

本书根据《关于做好党的二十大精神进教材工作的通知》文件精神，深入推进习近平新时代中国特色社会主义思想进教材，加强立德树人根本任务，融入了 20 多个课程思政案例。例如，在“第一章 生物医学实验室安全及常用技术”中，着重介绍了生物医学实验室安全及常用技术的基本知识及注意事项，并融入“生命重于泰山，珍爱生命”的课程思政案例；在“第三章 细胞生物学与医学遗传学实验”以及“第四章 生物化学与分子生物学实验”中，着重介绍生物医学课程的基本技术及学科前沿知识，融入“HeLa 细胞的使用”“无籽西瓜的培育”“核酶的发现”等课程思政案例；在“第五章 生物医学科研转化实验”中，着重介绍我院教师科研项目转化为本科实验教学项目的实例；在“第六章 生物医学虚拟仿真实验”中，着重介绍了国家及我校的虚拟仿真实验教学课程共享平台情况，并融入“虚拟仿真实验 - 现代信息技术融入实验教学”的课程思政案例。

本书配套有一些实验讲解视频通过数字化手段展示，读者可以通过封底“刮刮卡”注册后扫描下方二维码进入后台观看。

实验操作视频

本书可供医学类及相关专业本科学生使用，也可供研究生及从事生物医学研究工作的相关人员参考。鉴于编者学术水平有限，本书在形式和内容上难免存在不足之处，殷切希望使用本书的读者批评指正，以期再版时修正。

本书的出版得益于清华大学出版社的鼎力支持，以及华侨大学教材建设资助项目的资助，在此一并表示衷心感谢。

王福财

2023 年 10 月

目　录

第一章
生物医学实验室安全及应急措施

课程思政案例 1–1

生命重于泰山，珍爱生命

党的二十大报告指出，要“坚持安全第一、预防为主，建立大安全大应急框架，完善公共安全体系，推动公共安全治理模式向事前预防转型。推进安全生产风险专项整治，加强重点行业、重点领域安全监管。提高防灾减灾救灾和重大突发公共事件处置保障能力，加强国家区域应急力量建设”。高校实验室是高等院校和科研院所等单位教学实践和科学研究的主要场所，是全面实施综合素质教育、提升教育教学效果和科技创新能力的重要场所。近年来，高校、科研院所实验室安全事故时有发生，实验室安全要警钟长鸣，要牢固树立安全发展理念，弘扬生命至上、安全第一的思想，切实保障实验室安全；要从根本上培养相关人员的安全理念、意愿、意识、思维与策略，由“要我安全”为“我要安全”，做到“人人讲安全、个个会应急”，切实解决保障实验室安全问题。做实验无小事，看似很简单的一件事情，如果不认真对待会酿成严重后果。任何看似简单的实验操作，都值得初学者理解和掌握，在知道动作技巧和为什么这样做以后，再追问一下如何做才安全。

2018 年，某高校学生在实验室进行垃圾渗滤液污水处理科研实验时，实验现场发生爆炸，事故造成 3 名参与实验的学生死亡。经查明，该起事故直接原因为：在使用搅拌机对镁粉和磷酸搅拌、反应过程中，料斗内产生的氢气被搅拌机转轴处金属摩擦、碰撞产生的火花点燃爆炸，继而引发镁粉粉尘云爆炸，爆炸引起周边镁粉和其他可燃物燃烧。在事故发生之前，实验室存放了 30 桶镁粉、40 袋水泥（每袋 25 kg）、28 袋磷酸钠、8 桶催化剂和 6 桶磷酸钠。

生物医学实验室配备了各类仪器和电器设备，实验中经常用到各类化学试剂，其中不乏危险化学试剂、毒麻药品、生物材料等，操作稍有不慎，即可能发生漏水、漏（触）电、着火、中毒、外伤等事故，危及师生人身安全乃至生命，造成国家财产损失，导致环境污染。因此，教师和实验技术人员有必要对学生进行各项安全教育，使他们严格遵守实验室安全操作规范，掌握一些突发事件的应急措施，切实降低实验室安全隐患。

第一节　生物医学实验室的基本规则

一、学生实验守则

1. 学生进入实验室，要保持安静，自觉遵守纪律，按秩序入座，必须穿好工作服（白大衣），不佩戴首饰，长发必须扎起来并盘在脑后。进入无菌室则须更换无菌衣、帽、鞋，戴好手套、口罩。

2. 课前应准备好实验指导、课本、笔记、实验记录本和文具等。不经教师允许不得擅自摆弄仪器、药品和模型标本等教学设备。

3. 实验前应预习实验内容及相关的理论知识，明确实验目的、原理、预期结果、操作关键步骤及注意事项。

4. 实验时必须注意安全，防止仪器设备及人身发生意外事故。发现安全隐患，及时报告老师。一旦发生事故，要保持镇定，迅速切断水电，保护现场，报告老师，待查明原因排除故障后，方可继续进行实验。

5. 实验室是培养学生独立思考、独立工作能力及良好科学作风的重要场所，操作务必认真、不得敷衍。室内应保持肃静，不得吸烟、玩闹，不得随地吐痰、乱丢纸屑。

6. 学生要认真听取教师讲解实验的关键步骤，仔细观察教师的示教。实验时要注意观察实验过程中出现的现象和结果，结果不良时，必须重做。

7. 实验时如发现异常现象或仪器损坏等情况，应立即停止并及时向教师报告，不得擅自处理，经教师检查后填写破损单，按学校规定赔偿。

8. 实验中，及时将实验结果如实记录下来，并请教师当场审核。根据实验结果进行科学分析，按时将实验报告交教师评阅。

9. 保持实验台整洁，试剂、仪器应整齐有序放置。实验完毕要按各类仪器的清洗方法和要求将仪器、试管清洗干净，刻度吸量管应摆放在相应的试剂瓶一侧。

10. 实验中产生的废弃物要放到实验室指定的位置。

11. 分光光度计、离心机、基因扩增仪等属于贵重仪器，要悉心爱护，使用前应熟悉使用方法，严格遵守操作规程，严禁随意开动。

12. 注意节约药品，取用药品应严格按规定用量。若无说明，应取最少量，即：液体取 1 ~ 2 mL，固体只需盖满试管底部。

13. 节水节电，使用完毕立即关闭水龙头、电源。

14. 禁止在实验室内吃东西，严禁用实验器皿作茶杯或餐具，不得用尝味的方法来鉴别未知物。

二、教师职责

1. 教师应根据实验教学要求认真备课，准备纸质版和电子版教案，切实做好课前准备工作。

2. 实验课上要以板书和多媒体结合，图文并茂地讲解实验原理、步骤、流程及仪器使用方法，进行必要的操作演示。

3. 将学生分成若干实验小组，每组设 1 名组长，每次实验安排一组作为值日生，领取、分发实验用品，收取、发回实验报告，打扫卫生。

4. 实验过程中教师不得擅自离开，全程指导学生正确使用仪器、规范实验操作，科学分析实验结果；遇到突发事件，及时解决。

5. 每次课上应根据实验内容对学生提问，计入平时成绩。布置后续实验内容、问题与讨论等认真批改实验报告，记录成绩。

6. 协助实验员督促、检查值日生的工作，检查仪器的状况。

7. 初次上岗的实验教师要试讲、做预实验，掌握实验仪器的安装、拆除方法，特别是对关键步骤及实验操作安全十分熟悉，做到心中有数，能给予学生正确的指导。

8. 对实验教学工作中发现的问题，及时向实验室或教研室汇报。努力钻研业务知识，不断改进教学方法，提高实验教学水平，保证教学质量。

三、实验员职责

1. 根据实验安排提前准备好实验物品、器材，实验前根据教学安排在实验室摆放到位，以便实验教学顺利开展。

2. 管理公用精密仪器。实验结束后检查关好门窗、水电，确保安全。

3. 维持实验室的纪律，保持良好的实验秩序。

4. 负责实验室废弃物的管理，准备好相关盛放实验室废弃物的容器及利器盒。

5. 根据国家、学校等有关规定做好实验室废弃物的处置工作，将实验室废弃物及时按要求转移至废弃物暂存柜。

四、值日生职责

1. 实验前协助实验员准备实验物品，按清单清点并负责保管。若有损坏负责追查，按学校规定赔偿。

2. 实验结束，清点仪器、物品后如数交还。

3. 实验后搞好实验室卫生，做到实验台面、试剂架、地面、水池及仪器等全干净。

4. 实验结束后，关好门窗、水、电，确保安全。

5. 做好卫生后，请任课及实验室教师检查工作，认可后方能离开。

第二节　生物医学实验室安全及应急措施

一、一般安全守则

1. 进入实验室须学习并遵守实验室的各项规定，严格执行操作规程，做好各类记录。

2. 进入实验室应了解潜在的安全隐患和应急方式，采取适当的安全防护措施。

3. 熟悉实验室内及周边应急救援设施的位置，并能正确使用。

4. 做好个人防护，穿好工作服，戴好口罩，根据实验情况戴对应材质的手套，必要时戴防护眼镜。

5. 进实验室前学习所用化学试剂的化学品安全技术说明书（material safety data sheet，MSDS）。

6. 掌握消防设施的使用方法和存放地点，以及实验室的逃生及疏散路线。

7. 实验人员要全程监控实验，规范操作，注意自身和他人安全。实验室或实验过程中如发现安全隐患，应立即停止实验，并采取措施消除隐患；不得冒险作业。

8. 实验室事故应急处理时应遵循“冷静对待、正确判断；及时行动、有效处理；报告主管、通告旁人；控制不住、及时撤离；相互照应、自救他救”的原则。

9. 不得使用玻璃酒精灯，要用不锈钢防爆酒精灯。用电炉或酒精灯加热烧杯里的溶液时应垫石棉网，取下正在加热或沸腾的溶液时应用玻璃棒搅拌，驱除气泡，或用烧杯夹将其轻轻摇动后方可取下，防止突然产生大气泡飞溅伤人；煮沸有大量沉淀的液体时应用玻璃棒不断搅拌，以免发生爆沸。

10. 离心机、烘箱、高压锅等危险仪器应小心使用，开机期间不可离开，严格遵守“开机者关机”原则。

11. 试剂标签要保持清晰可辨识，不仅要有试剂名称，还要有配制者姓名、日期（年、月、日），浓度。

12. 实验操作时如果产生有毒有害气体、烟雾或粉尘，必须在通风橱内进行。

13. 实验中产生的废弃物（主要是废液、废固）要放到实验室指定的位置存放，严禁将不相容性的化学品混装、固液混装，严禁将实验废弃物与生活垃圾混装。

14. 废弃物中，像针头、碎玻璃、载玻片、硅胶板等尖锐易制伤、划伤的废弃物装入黄色利器盒。

二、常见实验室应急措施

1. 实验室应备有急救箱，并经常检查，保证齐备无缺。

2. 当眼里溅入腐蚀性药品时，应立即用大量的细水流冲洗，冲洗时，眼睛置于洗眼器上方，水向上冲洗眼睛，时间应不少于 15 min。冲洗时避免水流直射眼球。不可揉眼睛，不可因疼痛而紧闭眼睛。处理后，再到医务室就医。

3. 当眼里进入碎玻璃或其他异物时，应闭上眼，不要转动，立即到医务室就医，切记不可用手揉眼，以免引起更严重的擦伤。

4. 强酸或强碱洒在衣服上应立即脱去衣物，如沾在皮肤上，简单用洁净的纸或布擦去皮肤上沾染的化学试剂，用大量流动水冲洗，再根据试剂性质采取相应的有效处理措施。强碱烧伤，用 5% 硼酸溶液或 2% 乙酸溶液涂洗患处；强酸烧伤，用 5% 碳酸氢钠溶液或 5% 氢氧化铵溶液洗涤；苯酚烧伤，需用乙醇洗涤。及时就医做进一步处理。

5. 如发生一般性烫伤，首先应该使用 15 ~ 20℃流动水冲刷 15 ~ 30 min，直到刺痛感觉改善，再把伤口浸泡在 15 ~ 20℃水中 30 min 左右，降低高温带来的伤害，稳定情绪。用干净的纱布包裹伤口，不要随意涂抹外用药物。除极小烫伤外，其余情况都应及时就医做进一步处理。

6. 发生冻伤时，迅速脱离低温环境，尽快对患处进行保暖：把冻伤部位放入 40℃（不能超过此温度）的温水中浸泡 20 ~ 30 min 或用毛毯等包裹。冻伤严重者，在对冻伤部位做复温的同时，尽快就医。

7. 实验中菌液误入口中，立即将菌液吐入消毒容器，并用 1∶1000 高锰酸钾溶液或 3% 过氧化氢（双氧水）漱口，根据菌种不同，服用抗菌药物预防感染。

8. 菌液污染桌面，可将适量 2% ~ 3% 甲酚皂溶液（来苏儿）或 0.1% 苯扎溴铵（新洁尔灭）倾倒于污染处，浸泡 30 min 后抹去。如手上沾有活菌，应浸泡于上述消毒液 3 min 后，再用消毒皂洗净。

9. 实验中如有刺伤、切割伤或擦伤，受伤人员应当脱去手套，挤出伤口的污血再止血。若伤口有异物，如碎玻璃，应先除去异物，再清洗受伤部位，使用适当的皮肤消毒剂，如聚维酮碘（碘伏）。若有玻璃碎片或伤势较重，应及时到医院进行治疗。

10. 实验中如吸入刺激性或有毒气体，应迅速脱离现场至空气新鲜处。保持呼吸道顺畅，如呼吸困难，应及时就医。

三、用电安全及应急措施

1. 实验室电路容量、插座等应满足仪器设备的功率需求，并安装空气开关和漏电保护器；大功率的用电设备需单独拉线。

2. 实验室内不得有裸露的电线。闸刀开关应完全合上或断开，以防接触不好产生火花进而引起易燃易爆物的爆炸。

3. 各种电器及电线应保持干燥，不得浸湿，以防短路引起火灾或烧坏仪器设备。凡漏电的仪器一律不得使用。

4. 严格按照仪器使用规程操作，确认仪器状态完好后，方可接通电源，不得随意拆卸、玩弄仪器设备。

5. 使用电器设备时，应保持手部干燥。当手、脚或身体沾湿或站在潮湿的地板上时，切勿启动电源开关、触摸通电的电器设施。

6. 各类电器设备发生异常或故障时，应及时断电，由专业人员检修。

7. 有人员触电后，应立即切断电源，或用绝缘的木棍、竹竿等将电线从触电者身上移开，不可在未切断电源的情况下直接接触触电者。如果触电者已经休克，应迅速将其移到新鲜空气处，立即进行人工呼吸，并请医务人员到现场抢救。

8. 发生电器火灾时，首先要切断电源，尽快拉闸断电后再用水或灭火器灭火。在无法断电的情况下应使用干粉、二氧化碳等不导电灭火剂来扑灭火焰。

四、用火安全及应急措施

1. 实验室一旦失火，一定要沉着、不要惊慌，要根据起火原因与火势大小，及时采取相应措施。扑救初期火灾时，应立即大声呼叫，组织人员选用合适的方法进行扑救，同时立即报警。扑救时应遵循“先控制、后扑灭，救人重于救火，先重点后一般”的原则。在火势较小、确保自身安全的情况下选用适当的方法进行处置。

2. 立即关掉电源、气源及通风机。

3. 将室内易燃、易爆物（例如压缩气瓶）小心搬离火源，注意搬动时切不可碰撞，以免引起更大火灾。

4. 迅速用适当的灭火器，将刚起的火扑灭。切记不要用水来扑灭不溶于水的油类以及其他有机溶剂等可燃物，可用沙土等扑灭。

5. 身上衣服着火时，切不可任意跑动，及时脱去衣物，或就地躺下打滚以灭火，尽快使用应急喷淋装置等设施进行合理处置。

6. 要将消防器材放在明显位置，严禁将消防器材移作别用。

7. 及时拨打火警电话“119”报警。

第二章
生物医学实验常用仪器设备及其使用

第一节　生物安全柜的使用

一、概述

生物安全柜是生物医学实验室常用的一级隔离屏障设备，是一种负压过滤排风柜。使用生物安全柜的目的是把生物实验室污染区域及污染风险降到最低，达到一次隔离目的。由于生物危险的事例几乎都发生在实验室内，一次隔离措施越严格、充分，实验室污染的风险就越低，实现从源头上抑制生物危害的发生。生物安全柜分成Ⅰ、Ⅱ、Ⅲ三个等级，目前Ⅱ级生物安全柜在生物医学实验室以及医院临床医学检验和研究中应用得最广泛。

二、操作方法

1. 接通电源，用75%乙醇擦拭表面消毒，将本次操作所需的全部物品移入安全柜，避免双臂频繁穿过气幕破坏气流。

2. 打开风机5 ~ 10 min，待柜内空气净化并气流稳定后进行实验操作。

3. 安全柜内不放与本次实验无关的物品。柜内物品摆放应做到清洁区、半污染区与污染区基本分开，操作过程中物品取用方便，且三区之间无交叉。物品应尽量靠后放置，但不得挡住气道口，以免干扰气流正常流动。

4. 按照从清洁区到污染区进行操作，避免交叉污染。

5. 柜内操作时，禁止使用酒精灯等明火，避免燃烧的热量产生气流，干扰柜内气流稳定，且明火可能损坏海帕过滤器（HEPA）。

6. 工作时，背后尽量无人员走动，以免影响安全柜内的气流稳定性。

7. 在实验操作时，玻璃视窗位置不动，使用者面部在工作窗口之上。

8. 工作完成后，关闭玻璃窗，打开紫外灯，照射30 min。

三、注意事项

1. 缓慢移动，为了避免影响柜内气流稳定，柜内操作时手应该尽量平缓移动。

2. 物品平行摆放，为了避免物品和物品之间的交叉污染现象产生，在柜内摆放的物品应该尽量呈横向一字摆开，避免回风过程中造成交叉污染。

3. 柜内尽量避免震动仪器（如离心机、涡旋振荡仪等）的使用，因为震动会使积留在滤膜上的颗粒物质抖落，导致操作室内部洁净度降低。

4. 安全柜应定期进行检测与保养，以保证其正常工作。

第二节　培养箱的使用

一、概述

培养箱是一类恒温腔体设备的统称，被广泛应用于医疗卫生、医药工业、生物化学、工业生产及农业科学等科研部门，主要作用是培养各种微生物、组织、细胞等。根据培养环境分类可分为普通培养箱、二氧化碳培养箱、三气 / 低氧培养箱和厌氧培养箱。

二、操作方法

1. 使用前要认真阅读使用说明书，连接电源。

2. 每次使用前应该检查设备是否有损坏。

3. 接通电源后，观察电源指示灯是否有亮，根据实验所需设定设备参数。

4. 培养期间，可以打开外门观察样品，尽量减少打开玻璃内门次数，以免影响箱子内的温度。

5. 培养结束后，关闭电源，保持腔体清洁。

三、注意事项

1. 将恒温培养箱放置在阴凉的环境，置于水平的地面或台面上。

2. 培养箱内切勿放易燃、易爆物品和高酸高碱等危险性试剂、物品。

3. 使用仪器时尽量远离高压电流、磁场等地方。

4. 仪器运行的参数是在出厂前经过调试和测试的，请勿随意改动。

第三节　离心机的使用

一、概述

离心机是利用离心力，分离液体与固体颗粒或液体与液体混合物中各组分的设备，特殊的超速管式离心机还可分离不同密度的气体混合物，或者利用不同密度或粒度的固体颗粒在液体中沉降速度不同的特点，沉降离心机还可对固体颗粒按密度或粒度进行分级。

二、操作方法

1. 使用各种离心机时，必须将样品放在天平上进行精密地重量平衡，平衡时重量之差不得超过离心机说明书上所规定的范围，离心机不同的转子有各自的允许差值，转子中务必装载双数的离心管。

2. 若要在低于室温的温度下离心，离心机应提前预冷。

3. 离心过程中不得随意离开，随时观察离心机工作是否正常，如有异常应立即停机检查。

4. 每个转子都有其最高工作转速和使用限时，使用时务必查阅说明书，不得过速、超时使用。

5. 装载溶液时，要根据各种离心机的具体操作说明进行，根据待离心液体的性质及体积选用适合的离心管，以防离心时样品泄露，造成转子不平衡、生锈或被腐蚀。制备性超速离心机的离心管，则要求必须将液体装满，以免离心时塑料离心管的上部凹陷变形。

6. 每次使用后，必须仔细检查转子，及时清洗、擦干。

三、注意事项

1. 离心机如有异常噪声，应立即停止离心，切断电源，及时排除故障。

2. 离心管必须配平对称放入套管中，严禁使用显著变形、损伤或老化的离心管。

3. 启动离心机时，应检查转子盖子是否盖紧，离心机盖子是否盖紧。

4. 离心结束后，待离心机停止转动后，方可打开离心机盖，取出样品，不可用外力强制其停止运动。

5. 离心机工作期间，实验者不得随意离开。

第四节　电泳仪的使用

一、概述

电泳仪是实现电泳分析的仪器，一般由电源、电泳槽、检测单元等组成。电泳是指带电粒子在电场中的运动，不同物质由于所带电荷及分子量的不同，所以在电场中运动速度不同，据此可以对不同物质进行定性或定量分析，或将混合物进行组分分析或组分提取制备。

二、操作方法

1. 首先将电泳槽的两个电极用导线与电泳仪的直流输出端连接，注意极性不要接反。
2. 接通电源，根据实验条件，设定工作电压和电泳时间，此时电泳即开始进行。
3. 工作完毕后，应将各旋钮、开关旋至零位或关闭状态，并拔出电泳插头。

三、注意事项

1. 电泳仪通电进入工作状态后，禁止人体接触电极、电泳物及其他可能带电部分，如需要应先断电，以免触电。
2. 仪器通电后，不要临时增加或拔出输出导线插头，以防短路。
3. 不同介质支持物的电泳不要同时在同一电泳仪上进行，因为不同介质支持物的电阻值不同，电泳时所通过的电流量也不同，其泳动速度及泳至终点所需时间也不同。
4. 在总电流不超过仪器额定电流时，可以多横关联使用。
5. 尽量不空载开机，否则电压表指针将大幅度跳动，容易造成人为的机器损坏。
6. 使用过程中发现异常现象，如较大噪声、放电或有异味，须立即切断电源，进行检修，以免发生意外事故。

第五节　紫外可见分光光度计的使用

一、概述

1. 仪器介绍　仪器软件功能主要有四个模块组成：光度测量、定量测量、动力学和系统设置。

（1）光度测量：固定波长下的吸光度、透过率或能量测量，结果可保存。

（2）定量测量：利用标准样品标定法或输入曲线方程系数的方式建立标准曲线进行浓度测量，标准曲线和测量结果均可保存。

（3）动力学：固定波长下测量样品吸光度或透过率随时间的变化。

（4）系统设置：仪器系统参数的设置、暗电流校正、波长校正和时钟设置。

2. 测量应用　许多生物分子在 200 ～ 400 nm 范围内具特征性吸收，无须显色即可测定，同时避免了特殊试剂对样品的影响。紫外分光光度计的单色性好，故灵敏度和特异度均较高。定量的基础是 Lambert-Beer 定律。

蛋白质、核酸、核苷酸、碱基、胡萝卜素等物质均可用紫外分光光度法进行定量。蛋白质和 DNA、RNA 溶液浓度的快速测定经常用紫外分光光度法。

3. 结果分析

（1）测定蛋白质含量时，会受到核酸成分的干扰，常用以下经验公式修正结果：蛋白质浓度（mg/mL）$=1.55A_{280}-0.76A_{260}$，A_{280} 和 A_{260} 分别表示溶液厚度为 1 cm 时对 280 nm 和 260 nm 紫外线的光密度。

（2）因蛋白质及苯酚干扰核酸测定，常用以下经验数值检验核酸溶液的纯度：纯 DNA：$A_{260}/A_{280}=1.8$；纯 RNA：$A_{260}/A_{280}=2.0$。

（3）参比溶液介绍：参比溶液又称空白溶液，是测量时用作比较的、不含被测物质但其基体尽可能与试样溶液相似的溶液。通常，用参比溶液扫描的曲线应是一条平坦的直线。有时，基体中虽不含被测物质，但含有别的物质，这时必须保证其不影响测试。经常碰到的是试剂空白中含有被测物质，此时必须经过纯化将其除去，否则将影响测定结果。

二、操作方法

1. 开机自检　确认光路中无阻挡物，关上样品室盖，打开仪器电源开始自检。

2. 预热　仪器自检完成后进入预热状态，若要精确测量，预热时间需在 30 min 以上。

3. 确认比色皿　将样品移入比色皿前，先确认比色皿是干净、无残留物的，若测试波长小于 300 nm，必须使用石英比色皿。（每次测量结束，需对比色皿进行及时清洗，否则比色皿壁上的残留溶液会引起测量误差。）

4. 校正　用紫外－可见分光光度计测试，从测量结果中选择透光率、吸光度和浓度，每次测量前需进行基线校正或自动校零。

5. 需要进行波长分析　按选择按钮，根据提示依次进行。

6. 加样　将相对样品溶液和待测溶液分别倒入比色皿中，然后打开样品盖，将装有溶液的比色皿插入另一个比色皿中。

7. 测试　将参考溶液拉入光路并按住“OABS/100%T”键，然后显示屏将显示

“BLANKING”，直到最终显示“100%T”或“0.000A”。

8. 读数　测试结束，仪器显示“100%T”或“0.000A”，即可直接读取透光率和吸光度等参数。

9. 收尾　紫外－可见分光光度计使用完毕后关闭电源，取出比色皿清洗干净，用软布和软纸擦拭样品。

三、注意事项

1. 开机前应先预热 30 min，然后开机自检。

2. 湿度要控制在 75% 左右，温度在 5 ～ 30℃。

3. 仪器要稳压电源，接地要好，并且要避免阳光直接照射、避免强电场、避免与较大功率的电器设备供电、避开腐蚀性气体等。

4. 若大幅度改变测试波长，需稍等片刻，等灯热平衡后，重新校正“0”和“100%”点，然后再测量。

5. 比色皿使用完毕后，请立即用蒸馏水冲洗干净，并用干净柔软的纱布将水迹擦去，以防表面光洁度被破坏，影响比色皿的透光率。

6. 比色杯的配套性问题。比色杯必须配套使用，否则将使测试结果失去意义。每次测试前均应进行比较。具体方法如下：分别向被测的两只杯子里注入同样的溶液，把仪器置于某一波长处，石英比色杯：220 nm、700 nm 处装蒸馏水，玻璃比色杯：700 nm 处装蒸馏水，将某一个池的透射比值调至 100%，测量其他各池的透射比值，记录其示值之差及通光方向，若透射比之差在 ±0.5% 的范围内则可以配套使用，若超出此范围应考虑其对测试结果的影响。

7. 应保证比色皿不倾斜放置。稍许倾斜，就会使参比样品与待测样品的吸收光径长度不一致，还可能使入射光不能全部通过样品池，导致测试比准确度不符合要求。

8. 应保证每次测试时，比色皿架推拉到位。若不到位，将影响到测试值的重复性或准确度。最后，还应保证比色皿的清洁度，以延长其使用寿命。

9. 紫外－可见分光光度计操作要点：启动仪器前，务必取出样品室中存放的防潮剂，检查仪器是否正常运行，不要打开样品室盖；要求盘内液体最好占总体积的 66% ～ 80%，不要让液体过多，以免漏液腐蚀仪器；正常检测时，要保证彩板干净，内壁的液滴需要用专业纸擦拭。不要直接用手擦拭，容易对使用者的手造成伤害。

10. 紫外－可见分光光度计在正常工作时，严禁将液体溶剂置于仪器表面，如有漏液，必须保证及时清洗处理。检测完成后，应及时处理比色皿中的液体，用蒸馏水清洗干净，倒置干燥处理。最后需要关闭仪器电源，将防潮剂放入样品室，做好防尘处理，等到管理人员同意离开。

第六节　酶标仪的使用

一、概述

酶联免疫检测仪（简称酶标仪）是酶联免疫吸附试验（ELISA）检测的专用仪器。酶标仪实际上就是一台变相光电比色计或分光光度计，具有快速、重复性高、线性范围宽、结果准确等优点，光学性能佳，主要用于ELISA分析，还能用于快速动力学反应与细胞毒理分析等，常应用于实验室、医院、血站、疾病控制中心等临床检验与诊断项目。其主要性能特点如下：

1. 高亮度触摸屏，显示屏角度可调，满足不同用户的需求。功能全面的操作流程，可满足用户实验的编辑、测试、存储、导出及打印等工作。

2. 单项、多项测试功能，同一微板可同时进行多个项目检测。

3. 任意设置加样方式，可按需要设置空白、标准、质控、样品的测试数量；可自动排版，也可由操作者自行排版。

4. 96孔横向、纵向布板，空白孔、样品、对照孔、质控品、标准品等可任意设置。

5. 可进行定性和定量检测，具有多种计算方法。

6. 全面的质量控制，提高样本结果有效性，方便用户查看。形式多样的综合报告输出，支持内置或外置打印机。

7. Wi-Fi无线远程控制功能，网络打印功能，使用方便快捷。

8. 振荡、孵育功能，上下同时加热，温控准确均匀，速度快。

二、操作方法

1. 开启酶标仪电源，待酶标仪自检完成，仪器的液晶显示窗出现“PLATE READING”及闪动光标。若仪器提示不能通过自检或出现其他出错信息，应立即停止下列操作并将错误信息详细记录，报告专业人员维修。

2. 开启计算机。

3. 打开酶标仪专用程序，此时在操作界面左下方显示“Ready”字样。

4. 打开“File”菜单，选择“New Reading”的“New Endpoint Protocol”项（此时酶标仪转为计算机控制模式）。在“Reading Parameters”处，设置各项参数：单波长测定选择“Single”，双波长测定选择“Dual”；选择“Measurement Filter”项，确定测量滤光片波长值；选择“Reference Filter”项，确定参比滤光片波长值。本机目前配置的滤光片波长有4种：405、450、540、630 nm（另有波长为490 nm的滤光片可选用，需另行安装）。

5. 检查确认所设各参数无误，将酶标板放入仪器内（左上角为A1），关闭测量室的盖板（注意：不能将酶标板的盖子放入仪器内）。

6. 点击“Run”键，仪器开始测定，测定完成后，显示出与酶标板规格一致排列的各孔 *OD* 值。

7. 可将数值用“Copy”命令复制后粘贴至Excel电子数据工作表上，或打开“File”菜单，运行“Export”命令，选择相应的数据文件格式，按自己确定的路径和文件名进行保存。

8. 取出酶标板，按“关闭程序→关闭计算机→关闭酶标仪”的顺序关机。

9. 工作完毕后，清洁工作台面，做好仪器使用记录。

三、注意事项

1. 使用移液器加液，移液枪头不能混用。
2. 洗板要干净，避免交叉污染。
3. 严格按照试剂盒的说明书操作，反应时间准确。
4. 请勿将样品或试剂洒到仪器表面或内部，操作完成注意做好清洁工作。
5. 不要在测量过程中关闭电源。
6. 对于因试剂盒问题造成的测量结果的偏差，应根据实际情况及时修改参数，以达到最佳效果。
7. 使用后盖好防尘罩。

第七节　PCR仪的使用

一、概述

聚合酶链式反应（polymerase chain reaction，PCR）仪，是利用DNA聚合酶的大量合成进行专一性的连锁复制的仪器。目前的技术，可将一段基因大量地进行复制。目前根据DNA扩增的目的和检测标准，已经将PCR仪分为普通PCR仪、梯度PCR仪、原位PCR仪、实时荧光定量PCR仪。

1. 普通的PCR仪　一次只能运行一个特定退火温度，主要做简单的、对目的基因退火温度的扩增。主要用于科研、教学、医学、检验检疫等机构。

2. 梯度PCR仪　把一次性PCR扩增可设置不同退火温度条件的仪器叫作梯度PCR仪，因被扩增的DNA片段不同，所以其退火温度是不同的。用于研究未知DNA退火温度的扩增。主要用于科研、教学。

3. 原位PCR仪　用于从细胞内靶DNA的定位分析，如检测病原基因在细胞内的位置或目的基因的作用位置等，不但可检测到靶 DNA，而且能标出位置，在研究发病机制和病理转变上有着非常重大的实用价值。

4. 实时荧光定量 PCR 仪　在普通 PCR 仪的基础上增加荧光采集系统和分析处理系统，就成了荧光定量 PCR 仪。主要用于生物医药研发、食品行业、医学临床检测、科研院校等。

二、操作方法

1. 编辑程序

（1）首先准备好反应管。

（2）打开机盖，将反应管平稳、端正地置入，盖好机盖。

（3）打开电源开关，按照机器屏幕显示的提示设定程序。新建一个扩增的 PCR 程序，触屏或者按键设置输入需要的温度、时间、循环数等。

（4）点击“运行”键起动扩增，据 PCR 管中加入的反应体积总量，在“Reaction volume”后输入相应数值。结束时点击“完成”或“停止”键，退出扩增程序，待风机停止工作，关闭电源开关，拔下插头，切断电源，取出样品盖好 PCR 基因扩增仪护套。

2. 编辑已有的程序

（1）从菜单中选择“RUN-PROGRAM”，按显示主菜单，选择已有的 PCR 程序的文件夹，选择要编辑的程序。

（2）将光标移到要改变的温度或循环的值上，键入新值，最后确认保存程序，按“Cancel”删除键入的值，出现空格，键入新值后确认。注意一旦值被改变或删除，原来的值不能恢复，必须重新键入。

（3）编辑时间值：必须重新键入小时、分、秒，按“保存键”保存。

三、注意事项

1. 使用 PCR 仪需提前预订，预订的程序要标明退火温度和延伸时间。如果不用，要及时取消或通知接下来要做实验的同学。

2. 不得无故拖延反应开始的时间，如无故拖延超过半小时，该时间段即刻取消，其他同学可协商使用。

3. PCR 反应结束后请及时收取 PCR 产物，或交代同学及时帮忙收取。若后续反应不能及时跟上，请务必关机！因为开机状态下，热盖将持续工作，长此以往，热盖容易损坏。

4. PCR 反应最后一步请务必设置为 16℃、2 min（切忌 4℃，∞，避免压缩机过度耗损）。

5. PCR 仪不能同一温度设置较长时间，如 16℃、3 h。

6. PCR 仪不能开机运行过夜。

7. 使用 PCR 仪时要严格注意本机的使用环境条件和对电源的要求。

8. 打开 PCR 仪机盖开关要轻，防止损坏盖锁。

9. PCR 仪工作时严禁打开机盖。

10. 要定期用肥皂水清洗仪器的样品槽，不能使用强碱、高浓度乙醇或有机溶液擦洗。

11. 仪器出现故障时要及时请专业的维修人员或厂家的维修人员维修。

第八节　普通光学显微镜的使用

一、概述

普通光学显微镜是一种利用光学透镜产生影像放大效应的显微镜。由物体入射的光被至少两个光学系统（物镜和目镜）放大。首先，物镜产生一个被放大实像，人眼通过作用相当于放大镜的目镜，观察这个已经被放大了的实像。一般的光学显微镜有多个可以替换的物镜，这样观察者可以按需要更换放大倍数。

二、操作方法

1. 取镜和放置　显微镜一般存放在专门的柜或箱中，用时从柜中取出，右手紧握镜臂，左一手托住镜座，将显微镜放在自己左肩前方的实验台上，镜座后端距桌边 1 ~ 2 寸为宜，便于坐着操作。

2. 检查载物台是否在最底端　将低倍镜对准通光孔（当转动听到碰叩声时，说明物镜光轴已对准镜筒中心），打开电源，调节光强，直到视野内的光线均匀明亮为止。

3. 放置玻片标本　取一玻片标本放在载物台上，一定使有盖玻片的一面朝向物镜，切不可放反，用推片器弹簧夹夹住，然后旋转推片器螺旋，将所要观察的部位调到通光孔的正中。

4. 调节焦距　缓慢转动粗准焦螺旋及细准焦螺旋，直到视野中出现清晰的物像为止。如果物象不在视野中心，可调节标本移动器准焦螺旋将其调到中心（注意移动玻片的方向与视野物象移动的方向是相反的）。如果视野内的亮度不合适，可通过调节光源强度、升降集光器的位置或开闭光圈的大小来调节，如果在调节焦距时，载物台下降已超过工作距离（＞ 5.40 mm）而未见到物象，说明此次操作失败，则应重新操作，切不可心急而盲目地上升载物台。

注意：在上升载物台时，切勿在目镜上观察。一定要从右侧看着载物台上升，以免上升过多，造成镜头或标本片的损坏。

5. 高倍镜的使用 如需将样品放大进行观察，可调节放大倍数。

（1）选好目标：一定要先在低倍镜下把需进一步观察的部位调到中心，同时把物象调节到最清晰的程度，才能进行高倍镜的观察。

（2）转动转换器，调换上高倍镜头，转换高倍镜时转动速度要慢，并从侧面进行观察（防止高倍镜头碰撞玻片），如高倍镜头碰到玻片，说明低倍镜的焦距没有调好，应重新操作。

（3）调节焦距：转换好高倍镜后，在目镜上观察，此时一般能见到一个不太清楚的物象，可调节细准焦螺旋，即可获得清晰的物像。如果视野的亮度不合适，可用集光器和光圈加以调节。如果需要更换玻片标本，必须顺时针（切勿转错方向）转动粗调节器使镜台下降，方可取下玻片标本。

6. 收尾 实验结束后，将载物台降至最底端，取下所观察的玻片样本，光源调至最暗，关闭电源，盖上防尘罩。

三、注意事项

1. 显微镜每次观察完毕后，应及时降低镜体，取下载物台面的观察物，将台面擦拭干净。

2. 显微镜和一般精密光学仪器一样，不用时应放置在阴凉、干燥、无灰尘和酸碱性蒸气的地方；注意防潮、防震、防尘、防霉；在移动过程中应避免冲击和碰撞。

3. 显微镜镜头的透镜都经过严格校验，不得任意拆开，镜面上如有污秽，可用脱脂棉蘸少量二甲苯或无水乙醇轻轻揩拭，要注意切不可使乙醇渗入透镜内部，以免溶解透镜胶损坏镜头。镜面的灰尘可用软毛笔或擦镜纸轻拭，镜身可用清洁软绸或细绒布擦净，切忌使用硬物，以免擦伤。请勿使用清洁布或擦镜纸同一部分擦拭镜头表面超过一次。

4. 显微镜应放置在牢固稳定的工作台上。

5. 不可自行拆卸显微镜，以免影响显微镜性能。

第九节 体视显微镜的使用

一、概述

体视显微镜又称实体显微镜，它在观察物体时能产生正立的三维空间影像。立体感强，成像清晰和宽阔，又具有长工作距离，并可根据观察物的特点选用不同的反射和透射光照明，是适用范围非常广泛的常规显微镜。体视显微镜可被用于生物解剖、观察分析等。

二、操作方法

1. 调光　根据所观察的标本，选好台板（观察透明标本时，使用毛玻璃台板；观察不透明标本时，使用黑白台板），装入底座台板孔内。打开电源开关，选择照明方式，并调节光强度。

2. 调节瞳距　当通过两个目镜观察的视场不是同一个圆形视场时，应双手转动双目镜，改变目镜筒的出瞳距离，直到左右视场完全重合（说明瞳距已调好）。

3. 调节屈光度

（1）将左右目镜的屈光度调节环都对到“0”的位置。

（2）在载物台上放一个易于观察的样品。

（3）将变倍手轮转到最低放大倍数位置，转动调焦手轮，对样品聚焦。

（4）将变倍手轮转到最高放大倍数位置，转动调焦手轮，对样品聚焦。

（5）将变倍手轮转到最低放大倍数位置，用左右目镜的屈光度调节环对样品聚焦，不要使用调焦手轮（注意，不可调的目镜不能进行这一操作）。

4. 样品观察　将样品放置视野中心，变倍手轮转到最低放大倍数，转动调焦手轮对样品聚焦。然后将变倍手轮转到所需放大倍数，转动调焦手轮对样品精确聚焦，拍照，保存结果。体式显微镜成像为正像，观察时与实物方位一致。

5. 收尾　观察结束后，将光源强度调到最小，关掉电源，移走样本，盖上防尘罩。

三、注意事项

1. 显微镜每次观察完毕后，应及时降低镜体，取下载物台面的观察物，将台面擦拭干净。

2. 显微镜和一般精密光学仪器一样，不用时应放置在阴凉、干燥、无灰尘和酸碱性蒸气的地方；注意防潮、防震、防尘、防霉；在移动过程中应避免冲击和碰撞。

3. 显微镜镜头的透镜都经过严格校验，不得任意拆开，镜面上如有污秽，可用脱脂棉蘸少量二甲苯或无水乙醇轻轻揩拭，要注意切不可使乙醇渗入透镜内部，以免溶解透镜胶损坏镜头。镜面的灰尘可用软毛笔或擦镜纸轻拭，镜身可用清洁软绸或细绒布擦净，切忌使用硬物，以免擦伤。请勿使用清洁布或擦镜纸同一部分擦拭镜头表面超过一次。

4. 显微镜应放置在牢固稳定的工作台上。

5. 不可自行拆卸显微镜，以免影响显微镜性能。

第十节 倒置相差显微镜的使用

一、概述

倒置相差显微镜，是用于观察未染色标本的显微镜。活细胞和未染色的生物标本，因细胞各部细微结构的折射率和厚度的不同，光波通过时，波长和振幅并不发生变化，仅相位发生变化（振幅差），这种振幅差人眼无法观察，而相差显微镜通过改变这种相位差，并利用光的衍射和干涉现象，把相差变为振幅差来观察活细胞和未染色的标本。相差显微镜和普通显微镜的区别是用环状光阑代替可变光阑，用带相板的物镜代替普通物镜，并带有一个合轴用的望远镜。其照明系统位于镜体上方，而物镜和目镜则位于下部。这样在集光器和载物台之间有较大的工作距离，可以放置培养皿、细胞培养瓶等容器，辅助以相差的光学系统，可以很方便地对培养中的细胞进行观察。

二、操作方法

1. 打开电源开关 电源开关设定为“I”位，打开显微镜电源。

2. 打开照明 如果 LED 照明未点亮，按下 LED 光源开关打开 LED。

3. 完全打开透射光孔径光阑 按顺时针方向旋转孔径光阑调节杆至不能旋转为止，完全打开孔径。

4. 将所有环板设定为亮视野位置 如果安装了相差环板，将环板设定至空位。

5. 放最低倍物镜 旋转转换器，在光路中放置最低倍物镜。

6. 调节亮度 旋转透射照明亮度调节旋钮，调节视野亮度。

7. 放标本 在载物台上放入样本，将样本需观察部分放入光路，或调节载物台使要观察样本在光路中。

8. 标本对焦 双眼对准目镜，调节粗准焦螺旋和细准焦螺旋进行对焦。

9. 屈光度调节

（1）将屈光度调节环设置在基准位置。

（2）使用 40 倍物镜，用粗、细准焦螺旋对样本聚焦。

（3）更换 10 倍物镜放入光路。

（4）双眼从目镜观察，通过旋转每只目镜上的屈光度调节环聚焦样本。此时，勿使用粗细准焦螺旋。旋转屈光度调节环时，使用手指握住目镜筒，勿使整个目镜旋转。

（5）重复步骤（2）~ 步骤（4），确保聚焦调节妥当。

10. 调节瞳距 通过旋转双目镜，调节目镜间的距离，使左侧和右侧视野重叠形成单幅图像。可通过目镜观察调节过程中视野的变化。

11. 放物镜　旋转转换器，将所需物镜放入光路中。

12. 观察标本　旋转透射照明亮度调节旋钮，调节视野亮度。将需观察的标本部分放入光路，调节粗、细准焦螺旋对样本聚焦；更换和观察标本时，检查焦点和亮度，并根据需要进行调节。

13. 收尾　实验结束后，将载物台降至最底端，取下所观察的标本，光源调至最暗，电源开关设为“O”位，关闭显微镜开关，盖上防尘罩。

三、注意事项

1. 显微镜每次观察完毕后，应及时降低镜体，取下载物台面的观察物，将台面擦拭干净。

2. 显微镜和一般精密光学仪器一样，不用时应放置在阴凉、干燥、无灰尘和酸碱性蒸气的地方；注意防潮、防震、防尘、防霉；在移动过程中应避免冲击和碰撞。

3. 显微镜镜头的透镜都经过严格校验，不得任意拆开，镜面上如有污秽，可用脱脂棉蘸少量二甲苯或无水乙醇轻轻揩拭，要注意切不可使乙醇渗入透镜内部，以免溶解透镜胶损坏镜头。镜面的灰尘可用软毛笔或擦镜纸轻拭，镜身可用清洁软绸或细绒布擦净，切忌使用硬物，以免擦伤。请勿使用清洁布或擦镜纸同一部分擦拭镜头表面超过一次。

4. 显微镜应放置在牢固稳定的工作台上。

5. 不可自行拆卸显微镜，以免影响显微镜性能。

第十一节　荧光显微镜的使用

一、概述

荧光显微镜是以激发光为光源，用以照射被检物体，使之发出荧光，然后在显微镜下观察物体的形状及其所在位置。荧光显微镜用于研究细胞内物质的吸收、运输、化学物质的分布及定位等。细胞中有些物质，如叶绿素等，受紫外线照射后可发出荧光；另有一些物质本身虽不能发出荧光，但如果用荧光染料或荧光抗体染色后，经紫外线照射亦可发出荧光，荧光显微镜就是对这类物质进行定性和定量研究的工具之一。

二、操作方法

1. 打开灯源，超高压汞灯要预热 15 min 才能达到最亮点。

2. 透射式荧光显微镜需在光源与暗视野聚光器之间装上所要求的激发滤片，在物镜的后面装上相应的压制滤片。落射式荧光显微镜需在光路的插槽中插入所要求的激发滤片、双色束分离器、压制滤片的插块。

3. 用低倍镜观察，根据不同型号荧光显微镜的调节装置，调整光源中心，使其位于整个照明光斑的中央。

4. 放置标本片，调焦后即可观察。使用中应注意：未装滤光片不要用眼直接观察，以免引起眼的损伤；高压汞灯关闭后不能立即重新打开，需待汞灯完全冷却后才能再启动（约 30 min），否则会不稳定，影响汞灯寿命。

5. 观察，拍照。

6. 实验结束后，将载物台降至最底端，取下所观察的标本，光源调至最暗，电源开关设为“O”位，关闭显微镜开关，盖上防尘罩。

三、注意事项

1. 显微镜每次观察完毕后，应及时降低镜体，取下载物台面的观察物，将台面擦拭干净。

2. 显微镜和一般精密光学仪器一样，不用时应放置在阴凉、干燥、无灰尘和酸碱性蒸气的地方；注意防潮、防震、防尘、防霉；在移动过程中应避免冲击和碰撞。

3. 显微镜镜头的透镜都经过严格校验，不得任意拆开，镜面上如有污秽，可用脱脂棉蘸少量二甲苯或无水乙醇轻轻揩拭，要注意切不可使乙醇渗入透镜内部，以免溶解透镜胶损坏镜头。镜面的灰尘可用软毛笔或擦镜纸轻拭，镜身可用清洁软绸或细绒布擦净，切忌使用硬物，以免擦伤。请勿使用清洁布或擦镜纸同一部分擦拭镜头表面超过一次。

4. 显微镜应放置在牢固稳定的工作台上。

5. 不可自行拆卸显微镜，以免影响显微镜性能。

第三章 细胞生物学与医学遗传学实验

实验一　细胞的传代培养与活性检测

一、实验目的

了解细胞的基本概念，并学习如何准确评估细胞的生长状态。掌握哺乳动物细胞传代培养的核心操作步骤，同时培养无菌操作技能，包括制备培养基、进行细胞传代，以及维持适当的细胞密度等关键细胞培养技能。

二、实验原理

1. 传代培养是组织培养常规保种方法之一，也是几乎所有细胞生物学实验的基础。培养的细胞形成单层汇合以后，由于密度过大生存空间不足而引起营养枯竭，将培养的细胞分散，从容器中取出，以 1∶2 或 1∶3 以上的比例转移到另外的容器中进行培养，以维持细胞系的生长和增殖。这是为了避免细胞过度密集和老化，同时提供新的培养基和养分，确保细胞保持健康状态并继续增殖，为细胞实验和生物制品的生产提供可持续的来源。

2. 锥虫蓝（trypan blue）是一种细胞染色剂，常被用于细胞计数和评估细胞活力的实验中。其原理是基于其与活细胞和死细胞之间的透明度差异来区分它们。细胞在正常情况下保持完整的细胞膜结构，细胞膜对锥虫蓝具有排斥作用，因此活细胞不会内部染色。而对于已损伤或死亡的细胞，其细胞膜通透性增加，导致锥虫蓝能够渗入细胞内，使这些细胞染色成蓝色。

在细胞计数中，锥虫蓝通常与细胞悬浮液混合后，通过显微镜下观察。活细胞保持透明，而死细胞呈蓝色，从而可以使用显微镜或自动细胞计数仪来区分和计数活细胞和死细胞的数量。这对于评估细胞培养的健康状态、细胞活力以及细胞毒性实验非常有用。

三、实验材料

1. 主要试剂 洛斯维·帕克纪念研究所（RPMI）1640 或改良 Eagle 培养基（DMEM）、小牛血清或胎牛血清、0.25% 胰蛋白酶、PBS 或 Hanks 液及锥虫蓝染液等。

2. 主要仪器与材料 培养瓶、试管、移液管、巴斯德吸管、废液缸、75% 乙醇棉球、酒精灯、培养的细胞、离心机、CO_2 培养箱、倒置显微镜和超净台。

四、内容与方法

1. 准备工作

（1）在进入无菌室之前，先用肥皂洗手，用 75% 乙醇擦拭双手。

（2）将培养基、胰蛋白酶及缓冲液等置于 37℃下预热。

（3）于倒置显微镜下观察细胞形态，确定细胞是否需要传代及细胞需要稀释的倍数。

（4）用 75% 乙醇溶液擦拭净超净台，打开超净台的紫外灯照射台面 20 min 左右，关闭超净台的紫外灯，打开抽风机清洁空气，除去臭氧。

（5）点燃酒精灯，将培养用液瓶口用 75% 乙醇消毒，过酒精灯火焰后斜置于酒精灯旁。

2. 贴壁细胞传代

（1）倒掉培养瓶内旧的培养基。酌情可用 2 ～ 3 mL PBS 溶液洗去残留的旧培养基，或用少量胰蛋白酶润洗。

（2）向每个培养瓶中加入适量胰蛋白酶，盖好瓶盖后在倒置显微镜下观察，当细胞突起变圆时立即翻转培养瓶，使细胞脱离胰蛋白酶，然后将胰蛋白酶倒掉。

（3）加入少量含血清的新鲜培养基，反复吹打消化好的细胞使其脱壁并分散，再根据分传瓶数补加一定量的含血清的新鲜培养基（7 ～ 10 mL/ 大瓶，3 ～ 5 mL/ 小瓶）制成细胞悬液，然后分装到新的培养瓶中。

（4）盖上瓶盖，适度拧紧后再稍回转，以利于 CO_2 气体进入，然后将培养瓶放回 CO_2 培养箱中。

3. 悬浮细胞传代

（1）用 3 mL 巴氏吸管吸出细胞培养液，放入灭菌的离心管中，离心 1000 r/min、5 min。

（2）离心结束，取出离心管，吸掉上清液，加入适量的新鲜培养基和血清，移液器轻轻吹打，混合均匀后，按照稀释比例转移入新的培养瓶，放入 CO_2 培养箱中继续培养。

4. 锥虫蓝染色

（1）取细胞悬液，用 PBS 缓冲液适当稀释，或离心弃上清液，估测细胞数量，向沉淀中适量加入磷酸缓冲液，吹打重悬细胞。

（2）吸取适量细胞悬液放入干净的试管中，加入 0.4% 锥虫蓝溶液 0.5 mL，用吸管轻轻吹打混匀，室温染色 2 ～ 3 min。

（3）取适量加有锥虫蓝染色液的细胞悬液，滴到细胞计数板上进行计数，观察计数板四角大方格中的细胞数，如果细胞在中线上，只计左侧和上方者，不计右侧和下方者，并于计数室内分别计数细胞总数和蓝染细胞数。

（4）重复计数 3 次，取 3 次观察结果的平均值作为活细胞的百分比值，该值可代表细胞的活性大小。

实验步骤流程如图 3-1 所示。

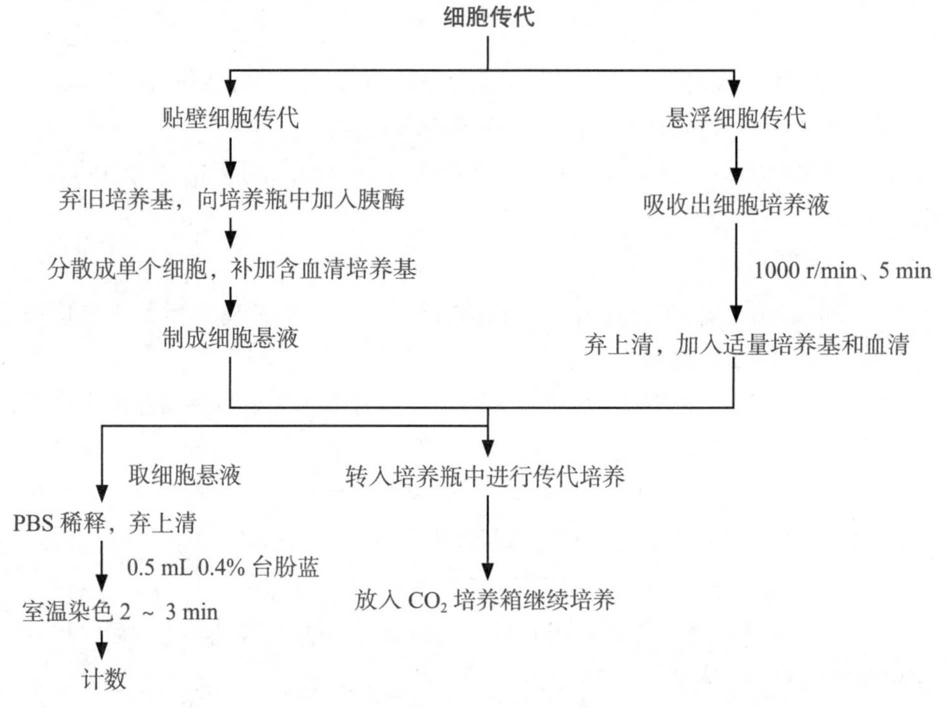

图 3-1　细胞传代培养实验流程

五、注意事项

1. 严格无菌操作。

2. 适度消化　胰蛋白酶消化时间受消化液的种类、配制时间、加入培养液中的量等多种因素影响，消化过程中应注意培养细胞的形态变化，一旦胞质回缩，连接变松散，或有片状浮起的迹象就要立刻终止消化。

六、问题与讨论

1. 细胞传代培养的目的是什么？

2. 如何判断培养的细胞是否染菌？

3. 经过细胞传代实验操作后，你认为细胞传代操作过程中还有哪些需要注意的事项？请简述至少 5 条。

4. 细胞培养过程中容易发生染菌的情况，如何保证细胞在传代过程中不被微生物污染？

5. 简述细胞传代实验过程中，用到的培养基、胎牛血清、胰蛋白酶、PBS 缓冲液的作用分别是什么。

课程思政案例 3-1

HeLa 细胞的使用

HeLa 细胞是一种人类宫颈癌细胞系，最初来源于美国马里兰州的一名宫颈癌的女性患者，她的名字是 Henrietta Lacks（缩写为 HeLa）。这些细胞于 1951 年首次被成功分离和培养，因其极强的生长能力和易于培养的特点而著名，并迅速成为生物医学研究的关键工具之一。它们被广泛用于生物学、细胞生物学、遗传学、药理学和病毒学等领域的研究。HeLa 细胞被用于研究癌症、病毒感染、药物筛选、基因编辑等众多方面。

HeLa 细胞的使用引发了一些伦理和法律争议，因为最初研究者在未经 Henrietta Lacks 或她的家人明确同意的情况下分离和研究了这些细胞。后来，为了解决这些争议，科学界制定了更严格的细胞和人体组织使用伦理指南。中国也制定了细胞和人体组织使用伦理指南，以确保在生物医学研究和医疗实践中对细胞和人体组织的使用遵循伦理原则和法律法规。这些指南旨在保护患者和参与研究人员的权益，并确保研究和医疗实践的透明性、合法性和道德性。

实验二　细胞的冻存与复苏

一、实验目的

深入了解冻存与复苏的原理，熟练掌握冻存和复苏的方法、步骤以及关键技巧。

二、实验原理

细胞冻存与复苏的基本原则是“慢冻快融”，以最大限度地保持细胞的活力。细胞冻存是将细胞置于极低温度环境中，通常是液氮，以实现细胞的长期保存，并保持其生物学特性的目标。在低温下，细胞的代谢活动显著减缓，防止细胞内化学反应和损伤的发生。

常见的冷冻保护剂是二甲基亚砜（DMSO），其作为一种强效的冷冻保护剂能快速穿透细胞膜进入细胞，降低冰点，延缓冻存过程，同时增加细胞膜的通透性，提高细胞内离子浓度，减少细胞内冰晶的形成，从而达到保护细胞的目的。

细胞复苏是将原冷冻保存的细胞从低温状态重新引导至活跃状态的过程。这一过程通常包括将冷冻细胞样本从冷冻液中取出，迅速解冻，然后将其转移到适当的培养基中，以重新激活细胞代谢和功能。在复苏过程中，快速融化的手段能够保证细胞外结晶在很短时间内融化，从而避免由于缓慢融化使水分渗入细胞重新结晶对细胞造成损害。细胞复苏的成功依赖于合适的复苏步骤、培养条件的优化以及冻存细胞的质量和存储条件。

三、实验材料

1. 主要试剂　培养基、0.25% 胰蛋白酶、冻存液（通用配方：70% 基础培养基 + 20% 血清 + 10% DMSO）。

2. 主要仪器与材料　培养的细胞、冻存的细胞、培养瓶、冻存管、离心管、移液管、废液缸、75% 乙醇棉球、酒精灯等、离心机、CO_2 培养箱、倒置显微镜、超净台、液氮罐、水浴锅。

四、内容与方法

1. 细胞的冻存

（1）贴壁细胞的冻存：①取生长状态良好且处于对数生长期的单层细胞，向每个培养瓶中加入适量胰蛋白酶进行消化，当观察到贴壁细胞逐渐趋于圆形，且少部分呈悬浮状态后，用手指轻轻拍打细胞培养瓶底部，直至大部分贴壁细胞悬浮，然后加入适量含血清的培养基，终止细胞消化。②将消化好的细胞悬液收集至离心管中，于 1000 r/min 条件下离心 5 min，小心弃上清液。③用细胞冻存液将细胞重悬，然后转移至细胞冻存管中，拧紧管盖。④标注好细胞名称和冻存日期等样品信息。⑤按室温→4℃（30 min）→冰箱冷冻室 -20℃（30 min）→超低温冰箱（-80℃过夜）→液氮罐顺序降温保存细胞。

（2）悬浮细胞的冻存：①将悬浮细胞转入离心管，1000 r/min 条件下离心 5 min，小心弃上清液。②加入适量 PBS 缓冲液重悬细胞，1000 r/min 下离心 5 min，小心弃上清液。③用细胞冻存液将细胞重悬后转移至细胞冻存管中，拧紧管盖。④标注好细胞名称和冻存日期等样品信息。⑤按室温→4℃（30 min）→冰箱冷冻室 -20℃（30 min）→ 超低温冰箱（-80℃过夜）→液氮罐顺序降温保存细胞。

细胞冻存的流程如图 3-2 所示。

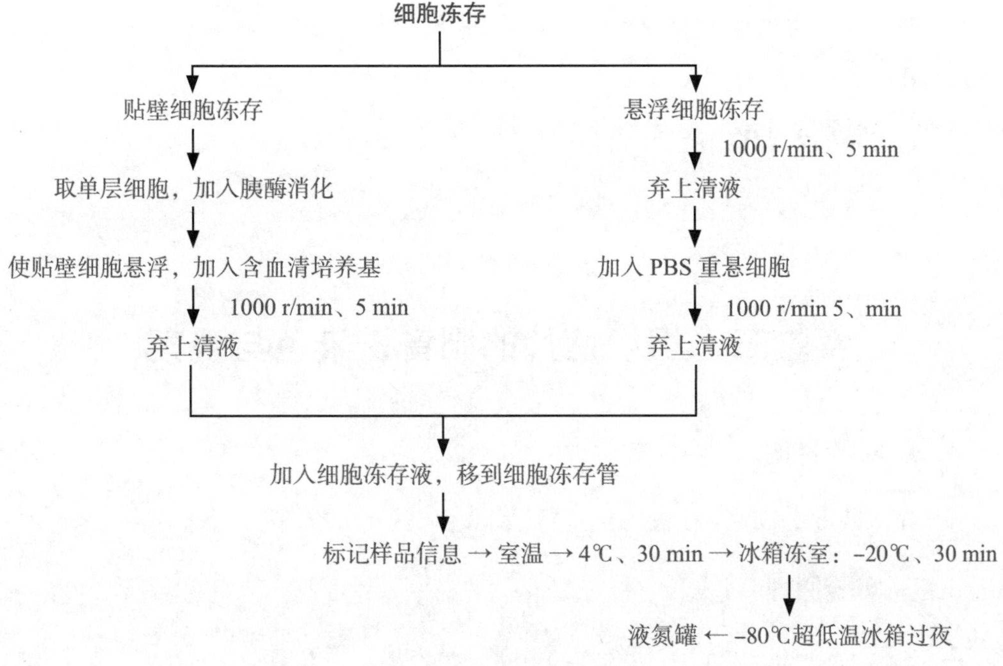

图 3-2 细胞冻存的流程

2. 细胞的复苏

（1）液氮罐中取出冻存的细胞，迅速放入已预热的 37℃水浴中，轻轻摇动冻存管进行解冻。注意要将冻存管的管口保持在水面上，以免水浴锅中的水流入管内。

（2）将上述冻存管进行离心，500 × *g* 下离心 3 min，小心弃上清，加入适量预热的含血清培养基重悬细胞，并将其转移到新的培养瓶中。

（3）第二天在倒置显微镜下观察细胞的生长状态。

细胞复苏的流程如图 3-3 所示。

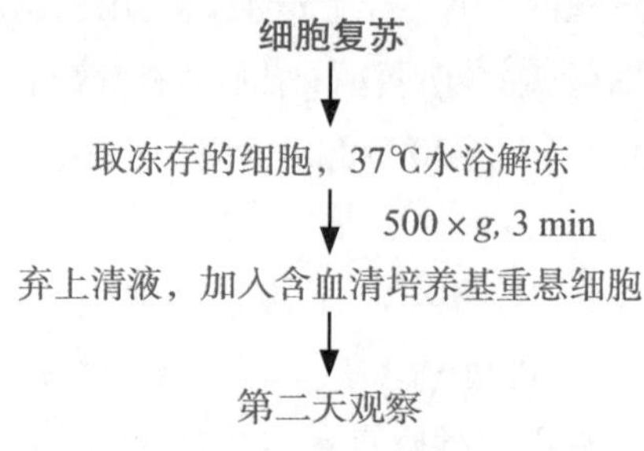
细胞复苏
取冻存的细胞，37℃水浴解冻
500 × g, 3 min
弃上清液，加入含血清培养基重悬细胞
第二天观察

图 3-3　细胞复苏流程

五、注意事项

1. 整个冻存和复苏过程中都要保证严格的无菌操作。
2. 不能消化过度。

六、问题与讨论

1. 细胞冻存与复苏的基本原则是什么？
2. 细胞冻存液的作用是什么？

实验三　组织切片的制备、染色与观察

一、实验目的

掌握石蜡切片的制作方法，了解苏木精－伊红染色的原理。

二、实验原理

苏木精（hematoxylin）－伊红（eosin）染色方法，简称 HE 染色方法，是常规病理制片最基本的方法。

1. 细胞核染色的原理　苏木精为碱性天然染料，可使细胞核着色。细胞核内染色质的成分主要是 DNA，在 DNA 的双螺旋结构中，两条核苷酸链上的磷酸基向外，使 DNA 双螺旋的外侧带负电荷，呈酸性，很容易与带正电荷的苏木精碱性染料以离子键或氢键结合而被使其被染色。

2. 细胞质染色的原理　伊红是一种化学合成的酸性染料，在一定条件下可使细胞质着色。细胞质的主要成分是蛋白质，为两性化合物，细胞质的染色与染液的 pH 在胞质蛋白质等电点（4.7 ~ 5.0）以下时，胞质蛋白质以碱式电离，则细胞质带正电荷，就可被带负电荷的酸性染料染色。伊红在水中离解成带负电荷的阴离子，与胞质蛋白质带正电荷的阳离子结合，使细胞质着色，呈现红色。

3. 分化作用　染色后，用某些特定的溶液将组织过多结合的染色剂脱去，这个过程称为分化作用，所用的溶液称为分化液。在 HE 染色中用 0.5% 盐酸乙醇作为分化液，因酸能破坏苏木精的醌型结构，使组织与色素分离而褪色。经苏木精染色后，必须用 0.5% 盐酸乙醇分化，使细胞核过多结合的苏木精染料和细胞质吸附的苏木精染料脱去，再进行伊红染色，才能保证细胞核与细胞质染色的分明。因此，在 HE 染色中分化是极为关键的实验步骤。

4. 返蓝作用　分化之后，苏木精在酸性条件下处于红色离子状态，呈红色，在碱性条件下处于蓝色离子状态，呈蓝色。组织切片经 0.5% 盐酸乙醇分化后呈红色或粉红色，故分化之后，立即用水除去组织切片上的酸而终止分化，再用弱碱性水（0.2% 氨水）使苏木精染上的细胞核呈现蓝色，这个过程称为返蓝作用或蓝化作用。另外用自来水浸洗也可使细胞核返蓝，但所需时间较长。

三、实验材料

1. 主要试剂　4% 多聚甲醛、30% 蔗糖、甘油、石蜡、伊红染液及苏木精染液等。

2. 主要仪器与材料　动物组织样品、染缸、切片机、摇床。

四、内容与方法

1. 取材　用手术刀进行取材，组织厚度 2 ~ 3 mm 为宜，取材时间越短越好。组织取下后应立即放入 4% 多聚甲醛中进行固定。

2. PBS 缓冲液漂洗组织　洗三次，每次置于摇床上摇 5 min。

3. 脱水　从低浓度乙醇梯度过到高浓度乙醇中，70% 乙醇（5 min）→ 80% 乙醇（90 s）→ 90% 乙醇（90 s）→ 95% 乙醇（90 s）→ 95% 乙醇（90 s）→ 100% 乙醇（90 s）→ 100% 乙醇（90 s）。

4. 透明　二甲苯浸泡 30 min。

5. 浸蜡　组织经透明后在熔化的石蜡内浸泡的过程称浸蜡。一般需经 2 ~ 3 次浸泡才能完成，总时间为 3 ~ 4 h。

6. 包埋　将熔化的石蜡注入包埋框，然后使用预热的镊子将组织块轻放入其中。确保包埋表面平整，一旦包埋完成，待石蜡稍微凝固后，可迅速将其转移到冷水或冰箱中，以加速整体凝固过程。

7. 切片　包埋好的组织放入石蜡切片机中进行切片。

8. 展片　在 30% 乙醇溶液中进行预展片，然后于 42℃水浴中进行展片和捞片。

9. 烤片　将切片置于 60℃下放置 30 min。

10. 脱蜡　将切片放于二甲苯中进行 2 次脱蜡处理，每次 10 min。

11. 复水　将切片置于梯度乙醇中进行复水处理，100% 无水乙醇处理 5 min → 90% 无水乙醇处理 2 min → 70% 无水乙醇处理 2 min →蒸馏水处理 5 min。

12. 染色

（1）苏木精液：5 ~ 10 min。

（2）自来水洗：2 min。

（3）1% 伊红溶液：1 ~ 2 min。

（4）95% 乙醇：30 s。

（5）无水乙醇：30 s。

（6）二甲苯：2 min。

切片与染色的流程如图 3-4 所示。

五、注意事项

1. 乙醇脱水应彻底，若切片经乙醇脱水后，进入二甲苯时出现白色不透明状态，即为脱水不彻底，应将切片重新浸入乙醇中再次脱水，并同时更换乙醇、二甲苯溶液，以求实现脱水与透明的最佳状态。

2. 避免脱蜡不完全，当室温低至 15℃以下时，应在水浴缸中将二甲苯适当加热至 30℃后再脱蜡，以避免因脱蜡不均匀引起的染色雾化状态出现。

3. 在整个染色过程中要保证切片处于湿润状态，以免切片出现收缩、变形，从而影响组织形态。

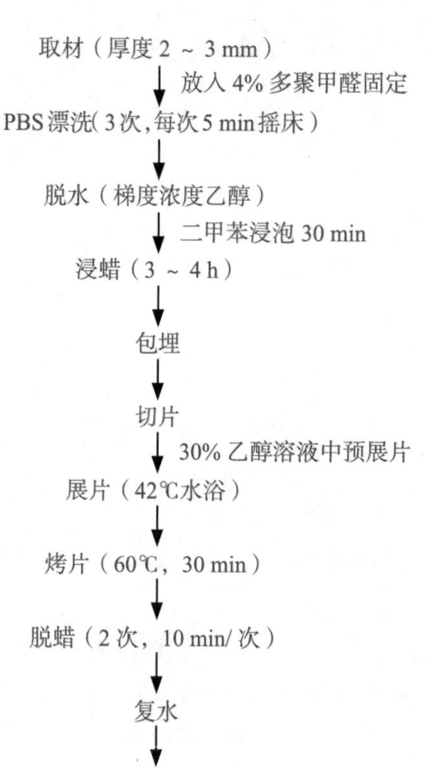

图 3-4　切片与染色实验流程

六、问题与讨论

1. HE 染色的原理和意义？

2. 石蜡组织切片染色有哪些程序？应注意什么问题？

3. 在实验操作过程中，有哪些实验细节容易出现问题而导致实验失败？

4. 简述石蜡切片的优缺点。

实验四　有丝分裂过程的制片与观察——以植物根尖细胞为例

一、实验目的

掌握植物细胞有丝分裂的制片方法，并通过植物细胞有丝分裂制片的观察，熟悉有丝分裂的全过程，以及各个时期染色体的形态特征。

二、实验原理

在真核生物中，一个正常生殖细胞（配子）中所含的全套染色体称为一个染色体组，其所包含的全部基因称为一个基因组（genome）。具有一个染色体组的细胞称为单倍体（haploid），以 n 表示；具有两个染色体组的细胞称为二倍体（diploid），以 $2n$ 表示。洋葱体细胞染色体数目是 16，即 $2n$=16。

有丝分裂（mitosis）是细胞分裂的主要方式，细胞分裂过程中，核内染色体准确地复制，并有规律地、均匀地分配到两个子细胞中去，保证了植物细胞的遗传性状的一致。细胞有丝分裂是一个连续过程，可分为前期、中期、后期和末期。有丝分裂在整个细胞周期中约占 10% 的时间，而其余大部分时间是处于细胞连续两次分裂之间的间期。有丝分裂各时期染色体变化具有不同的特征。各种生长旺盛的植物组织中，如根尖组织、茎尖组织、居间分生组织、愈伤组织等，每天都有分裂高峰时间，此时经预处理，固定、解离、染色和涂抹压片等方法，在显微镜下可以观察到处于有丝分裂各时期的细胞和染色体。

三、实验材料

1. 主要试剂　Carnoy 固定液（95% 乙醇：冰乙酸 =3：1）、乙醇、1 mol/L 盐酸、醋酸洋红 / 改良苯酚品红（改良石碳酸复红染液）、蒸馏水等。

2. 主要仪器与材料　洋葱（*Allium cepa*，$2n$=16）根尖、冰箱、水浴锅、普通光学显微镜、镊子、培养皿、酒精灯、载玻片、盖玻片、吸水纸、塑料移液管、离心管等。

四、内容与方法

1. 洋葱根尖的制备　取鳞茎，剪去老根，置于盛有清水的烧杯上，使水浸到鳞茎基部，在室温下用清水培养，每天换水，待不定根长至 1.5 ~ 2.0 cm 时，将根取下。若实验只需观察细胞有丝分裂的过程和各时期的特征，可将根尖直接固定；如果要观察染色体形态和数目，则必须对根尖进行预处理后才能固定。取材和固定必须要在细胞分裂高峰期（上午 10：00—12：00），即分裂细胞占细胞总数最大值时进行，这样分裂细胞比例大，便于选择和观察。

2. 预处理　经过预处理，可获得中期分裂相较多的细胞，使染色体缩短、分散，便于压片观察。原理是阻止或破坏纺锤体微管的形成，使有丝分裂过程被抑制在分裂中期阶段，以便累积较多的处于分裂中期的分裂象；导致染色体高度浓缩、变短，利于染色体的分散。将根尖用 0.05% ~ 0.1% 秋水仙素溶液浸泡 2 ~ 4 h，可达到理想的效果。注意：秋水仙素毒性极强，可以导致眼睛暂时性失明，使中枢神经系统麻痹，呼吸困难，在使用过程中要特别注意安全。

3. 固定　固定是指用化学药剂将细胞迅速杀死的过程。固定的目的是把细胞生活状态的真实情况保存下来，避免在对细胞操作中使生活状态发生改变。将材料冲洗干净，用 Carnoy 固定液室温下固定 3 ~ 24 h 可立即使用。固定的材料如暂不制片，可经 90% 乙醇→ 80% 乙醇→ 70% 乙醇（各半小时）浸泡进行转换，最后置于 70% 乙醇内放入 0 ~ 4℃冰箱，约可保存半年。

以上三步已完成，我们从第 4 步开始做。

4. 解离　解离的目的是将分生组织细胞之间的果胶质和纤维素等物质破坏掉，便于在制片过程中细胞容易散开。从固定液中取出根尖，蒸馏水漂洗。把根尖转移到离心管中，加入 1 mol/L 盐酸，于 60℃水浴中解离 8 ~ 10 min。然后，用蒸馏水冲洗 3 ~ 5 次，每次 3 min，洗净解离液。

5. 染色　取根尖置于载玻片上，用刀片切去根冠和伸长区部分，只留下 1 ~ 2 mm 分生区（可将分生组织分成若干小块，放置在一张载玻片上）。用镊子将分生组织碾碎，尽量铺开。加一滴改良石碳酸复红染液，室温下染色 10 ~ 15 min（或用醋酸洋红染液染色 15 ~ 30 min。为了增强染色效果，可在酒精灯上加热几秒钟后继续染一段时间，注意不要加热到沸腾状态，若沸腾马上停止加热）。

6. 压片　补充一滴染色液，盖上盖玻片（将盖玻片一侧与染液接触，与载玻片约呈 45° 逐渐放平）。在玻片上覆盖滤纸，按住盖玻片一角，拇指用力向对角按压。将载玻片旋转 90° ，再次按压。用铅笔的钝头垂直轻敲材料较厚的区域，使根尖充分分散，压成薄雾状的一层。压片时注意不要移动盖片，否则会造成细胞重叠。

7. 镜检　先放在低倍镜下观察，寻找不同分裂时期的典型细胞分裂象，然后，再转换成高倍镜观察。注意观察细胞分裂各时期特征和中期染色体的形态。

洋葱根尖细胞有丝分裂标本制备流程如图 3-5 所示。

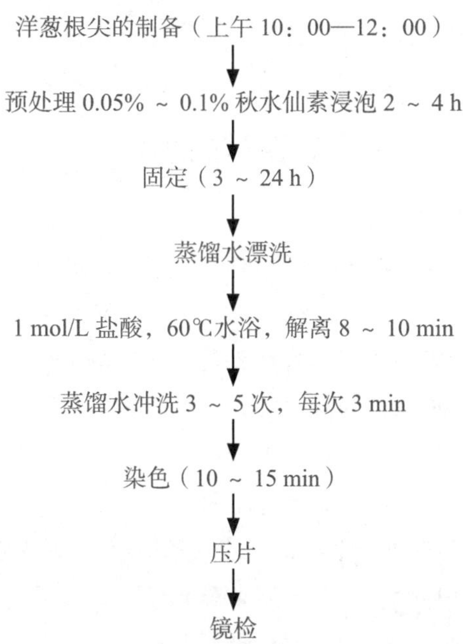
洋葱根尖的制备（上午 10：00—12：00）
预处理 0.05% ～ 0.1% 秋水仙素浸泡 2 ～ 4 h
固定（3 ～ 24 h）
蒸馏水漂洗
1 mol/L 盐酸，60℃水浴，解离 8 ～ 10 min
蒸馏水冲洗 3 ～ 5 次，每次 3 min
染色（10 ～ 15 min）
压片
镜检

图 3-5　洋葱根尖细胞有丝分裂标本制备流程

五、注意事项

1. 解离状况是影响染色体制片效果的重要条件。解离时要注意观察，如果解离时间过长，分生组织会与伸长区脱离，这时分生区已经被解离过软，很难操作，而且染色效果不好。

2. 解离完毕后，一定要充分洗净解离液，否则残留的盐酸会影响染料与 DNA 分子的结合。

3. 压片所用材料要适量，粗壮的根尖要分割，以避免细胞重叠，影响染色体分散和观察。加盖玻片时染色液不能太少，以免产生气泡，或影响材料的捣碎效果。

4. 敲打盖玻片时，载玻片应放在水平桌面上，用力要均匀，并用左手示指和中指按住盖玻片两个角，以免敲打时盖玻片移动。

六、问题与讨论

1. 植物染色体标本的制作为何多以根尖为材料？

2. 有丝分裂各时期染色体有何特征？

3. 能否观察到某一个细胞有丝分裂的全部过程？

课程思政案例 3-2

无籽西瓜的培育

人工获得的多倍体往往有不育的特性，例如，无籽西瓜是采用人工诱导多倍体的方法培育而成的新品种。西瓜是二倍体，具有 11 对（22 条）染色体（$2n=22$）。在西瓜幼苗时期，用秋水仙素处理幼苗的生长尖，破坏分裂细胞的纺锤体，使细胞内染色体增加一倍，因而得到具有四倍染色体（$4n$）的西瓜植株。四倍体西瓜可以结子，产生种子，可以培育成四倍体西瓜品系。四倍体西瓜如果接受二倍体西瓜的花粉，产生的后代是三倍体。由于这种三倍体在减数分裂时染色体不能正常结子，所以三倍体西瓜果实内没有正常的种子。选择育性好结子性好的品系是一个很繁杂漫长的过程。育成一个有价值的品种，都要十几年甚至几十年来的工作。

无籽西瓜的培育背后饱含了科学家辛苦的汗水，我国黄昌贤院士是首位培育出无籽西瓜的科学家，他在美国攻读博士学位期间，夜以继日地学习、研究、实践，经过无数次的试验，终于在 1938 年成功培育出大小正常、品质优良的无籽西瓜，轰动美国及欧洲生物学界，被誉为“无籽西瓜之父”“无籽西瓜大师”。

实验五　细胞凋亡的检测——Hoechst 染色法

一、实验目的

了解细胞凋亡的意义和细胞凋亡过程中形态学的改变，初步掌握 Hoechst 染色法检测细胞凋亡的操作步骤，熟练掌握荧光倒置显微镜的使用方法。

二、实验原理

细胞凋亡（cell apoptosis）是细胞的一种基本生物学现象，在多细胞生物除去不需要的或异常的细胞中起着必要的作用。它在生物体的进化、内环境的稳定以及多个系统的发育中起着重要的作用。细胞凋亡不仅是一种特殊的细胞死亡类型，而且具有重要的生物学意义及复杂的分子生物学机制。

细胞凋亡是指为维持内环境稳定，由基因控制的细胞自主的有序的死亡。细胞凋亡与细胞坏死不同，细胞凋亡不是一个被动的过程，而是主动过程，它涉及一系列基因的激活、表达以及调控等作用；它并不是病理条件下自体损伤的一种现象，而是为更好地适应生存环境而主动争取的一种死亡过程。

形态学观察细胞凋亡的变化是多阶段的，细胞凋亡往往涉及单个细胞，即便是一小部分细胞，也是非同步发生的。首先出现的是细胞体积缩小，连接消失，与周围的细胞脱离，然后是细胞质密度增加，线粒体膜电位消失，通透性改变，释放细胞色素C到胞质，核质浓缩，核膜、核仁破碎，DNA降解成为180 ~ 200 bp片段；胞膜有小泡状形成，膜内侧磷脂酰丝氨酸外翻到膜表面，胞膜结构仍然完整，最终可将凋亡细胞遗骸分割包裹为几个凋亡小体，无内容物外溢，因此不引起周围的炎症反应，凋亡小体可迅速被周围专职或非专职吞噬细胞吞噬。

Hoechst是一种膜通透性的荧光染料，能透过胞膜完整的细胞，嵌入细胞核DNA，使之发出明亮的蓝色荧光，故正常细胞和中早期凋亡细胞均可被Hoechst着色，但是正常细胞核Hoechst染色的形态呈圆形，淡蓝色，内有较深的蓝色颗粒；而凋亡细胞的细胞核由于浓集而呈亮蓝色，或核呈分叶，碎片状，边集。

Hoechst 33258的最大激发波长为346 nm，最大发射波长为460 nm；Hoechst 33258和双链DNA结合后，最大激发波长为352 nm，最大发射波长为461 nm。在荧光显微镜紫外光激发时，Hoechst-DNA发出亮蓝色荧光。Hoechst染料的荧光强度随着溶液pH升高而增强。

三、实验材料

1. 主要试剂　培养基（RPMI1640或DMEM）、小牛血清或胎牛血清、0.25%胰蛋白酶、PBS或Hanks’液、甘油明胶封片液、Hoechst 33258染色试剂盒。

2. 主要仪器与材料　离心管、培养瓶、试管、移液管、巴斯德吸管、废液缸、75%乙醇棉球、酒精灯、培养的细胞、移液器、倒置显微镜、超净台、离心机。

四、内容与方法

1. 贴壁细胞

（1）取洁净盖玻片在70%乙醇中浸泡5 min或更长时间，无菌超净台内吹干或用无菌的PBS缓冲液或0.9% NaCl溶液洗涤3遍，再用细胞培养液洗涤1遍。将盖玻片置于六孔板内，种入细胞培养过夜，使其为50% ~ 80%满。

（2）刺激细胞发生凋亡后，吸尽培养液，加入1 mL固定液，固定10 min或更长时间（可4℃过夜）。

（3）去固定液，用PBS缓冲液或0.9% NaCl溶液洗两遍，每次3 min，吸尽液体。洗涤期时宜用摇床，或手动晃动。

（4）加入上0.5 mL的Hoechst 33258染色液，染色5 min。也宜用摇床，或手动晃动。

（5）去染色液，用PBS缓冲液或0.9% NaCl溶液洗两遍，每次3 min，吸尽液体。

洗涤期时宜用摇床，或手动晃动。

（6）滴加一滴抗荧光淬灭封片液于载玻片上，盖上贴有细胞的盖玻片，让细胞接触封片液，尽量避免气泡。

（7）荧光显微镜可检测到呈蓝色的细胞核。激发波长 350 nm 左右，发射波长 460 nm 左右。

2. 悬浮细胞

（1）离心收集细胞样品于 1.5 mL 离心管内，加入 0.5 mL 固定液，缓缓悬起细胞，固定 10 min 或更长时间（可 4℃过夜）。

（2）离心去固定液，用 PBS 缓冲液或 0.9%NaCl 溶液洗两遍，每次 3 min。洗涤期间用手轻轻晃动数次。

（3）离心后吸去大部分液体保留约 50 μL 液体，再缓缓悬起细胞，滴加至载玻片上，尽量使细胞分布均匀。

（4）稍晾干，使细胞贴在载玻片上不易随液体流动。

（5）均匀滴上 0.5 mL 的 Hoechst 33258 染色液，染色 5 min。用吸水纸从边缘吸去液体，微晾干。

（6）去染色液，用 PBS 缓冲液或 0.9%NaCl 溶液洗两遍，每次 3 min，吸尽液体。洗涤期时宜用摇床，或手动晃动。

（7）滴加一滴抗荧光淬灭封片液于载玻片上，盖上一洁净的盖玻片，尽量避免气泡。

（8）荧光显微镜可检测到呈蓝色的细胞核。激发波长 350 nm 左右，发射波长 460 nm 左右。

Hoechst 染色法实验流程如图 3-6 所示。

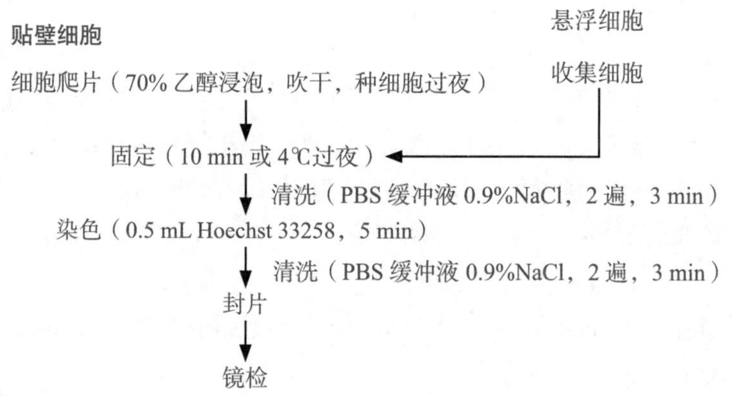

图 3-6　Hoechst 染色法实验流程

五、注意事项

1. 荧光物质均易发生淬灭，染色后的样品宜避光保存。
2. 使用抗荧光淬灭封片液可以减缓淬灭，但仍需尽量避光。
3. 实验过程中请戴好一次性手套。

六、问题与讨论

1. 什么是细胞凋亡？其目的和意义是什么？
2. 除了 Hoechst 染色法外，还有哪些常见的实验室方法来区分正常细胞和凋亡细胞？

实验六　人类巴氏小体的观察

一、实验目的

1. 观察与识别人类巴氏小体的形态特征，掌握其玻片标本制作方法。
2. 了解巴氏小体在鉴定个体性别和诊断人类染色体畸变方面的应用。
3. 了解 X 染色体失活假说及剂量补偿机制。

二、实验原理

1949 年，加拿大学者 Barr 等在猫的神经元细胞核研究中，首次在雌猫体内发现一种染色较深的浓缩小体，而在雄猫中则没有这种结构。进一步研究发现，雌性哺乳动物（包括人类）不仅是神经元细胞，在其他细胞的间期核中也同样有这种显示性别差异的结构。一般认为这种结构是两个 X 染色体中的一个随机在间期发生异固缩形成的，故而将其称为 X 小体，X 染色质，又称为巴氏小体（Barr body）。

英国学者莱昂（M. F. Lyon）认为，这种异固缩的 X 染色体（巴氏小体）缺乏遗传活性，提出"莱昂假说"，其内容主要是：

1. 正常雌性哺乳动物体细胞中的两个 X 染色体之一在遗传性状表达上是失活的，失活发生在胚胎发育早期。
2. 失活是随机的，失活的 X 染色体可来源于父本，也可来源于母本。
3. 失活是完全的。
4. 失活是永久的和克隆式繁殖的，一旦出现则从这一细胞分裂增殖而成的体细胞克隆中失活的都是同一来源的染色体。

"莱昂假说"普遍存在，例如：三色猫（又叫作三玳瑁猫），这种雌猫是一个 X-

连锁基因杂合体，X- 连锁的 b 基因控制橙色（orange）毛皮，其等位基因 B 是控制黑色的毛皮。带有 b 基因的 X 染体若失活，B 基因表达产生黑色毛斑，若带有 B 基因的 X 染色体若失活，b 基因表达则产生橙黄色毛斑。

由于雌性细胞中的两个 X 染色体中的一个发生失活，保证了雌雄两性细胞中都只有一条 X 染色体具有转录活性，使两性 X 连锁基因产物的量保持在相同水平上。这种效应，称为 X 染色体的剂量补偿（dosage compensation）。

三、实验材料

1. 主要试剂　无菌双蒸水、乙醇、改良苯酚品红等。

2. 主要仪器与材料　口腔颊部黏膜细胞、一次性水杯、无菌牙签、广口瓶、滤纸、载玻片、盖玻片、乙醇棉球、染色缸、镊子、光学显微镜等。

四、内容与方法

1. 取材　实验前用蒸馏水漱口，然后以无菌牙签的钝头在口腔颊部用力刮取黏膜细胞（第一次的刮取物弃去）。

2. 固定　将刮取物均匀涂于载玻片上，放在空气中干燥。

3. 染色　用改良苯酚品红染液染色 10 ~ 15 min（或醋酸洋红染液染色 15 ~ 30 min），轻轻盖上盖玻片（将盖玻片一侧与染液接触，与载玻片约呈 45° 逐渐放平），用吸水纸轻轻吸去多余的染液。

4. 观察　放置于显微镜下，先在低倍镜下找到细胞，再换用高倍镜进行观察。

5. 结果判断：在女性间期细胞核内侧靠近核膜处有约 1 μm 大小的反光极强的颗粒状亮点，即为巴氏小体。材料不同，观察结果可能有不同，且必须和核仁区别开来（核仁往往离核膜较远或接近核中央部位）。正常女性口腔黏膜细胞中 30% ~ 50% 有一个巴氏小体，男性则低于 2%。

人类巴氏小体观察的流程如图 3-7 所示。

五、注意事项

1. 刮口腔上皮前要漱口，刮取细胞时用牙签的钝头，避免划伤口腔。

2. 第一次刮下的脱落细胞用乙醇棉球擦去，在原位重复刮一下制片。

3. 盛放试剂的小广口瓶，瓶盖用完即时盖好。

4. 涂片略干再加改良苯酚品红。

5. 染色时间不要太长，否则核质着色深，巴氏小体不易区分。

6. 可数细胞的标准：核质染色呈网状或颗粒状；核膜清晰，无缺损；染色适度，周围无杂质。

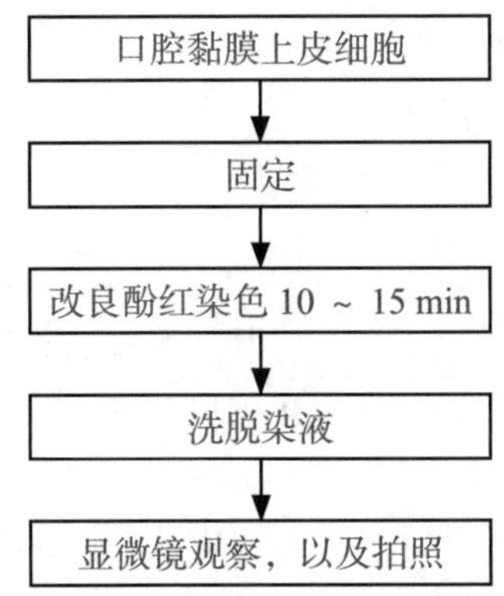

图 3-7　人类巴氏小体的观察流程

六、问题与讨论

1. 试说明巴氏小体的形成机制与检测意义。
2. 在正常雌性个体中，为何只有一定比例的细胞能观察到巴氏小体?

实验七　人类指纹遗传的分析

一、实验目的

1. 学会获取并分析自己的指纹，对指纹样式进行分类，计算总指嵴数。
2. 分析群体中不同指纹类型出现的频率，并统计总指嵴数的分布情况。
3. 掌握皮纹分析图的印制方法。
4. 了解手部指纹的皮肤纹理特点、皮纹分析中采用的指标，以及这些指标在医学遗传学研究中的作用。

二、实验原理

在人类的手指、掌面、足趾、脚掌等器官的皮肤表面，分布着许多纤细的纹线。这些纹线可分两种：凸起的嵴纹及两条嵴纹之间凹陷的沟纹。由不同的嵴纹和沟纹形成了各种皮肤纹理，总称皮纹。皮纹属多基因遗传，具有个体特异性。皮纹在胎儿的第 13 周开始发育，第 19 周完成，一旦形成，终生不变，有高度稳定性。即使是一卵双生儿的皮纹，尽管整体结构上看起来是完全相同的特征，但也总有一些差别，详细图形不完全相同。有些异皮纹与遗传病明显相关，皮纹分析可用于遗传病，特别是染色体病的初筛和辅助诊断。在手指端部的皮纹称为指纹（finger print）。每个人都有一套特定的指纹，且终生不变。因而早在 1890 年 Galton 就提出用指纹作为识别一个人的标志。至今人们还利用指纹确认嫌疑犯、死者、失踪的儿童或进出某些重要部门的成员等。

指纹有三种基本类型：弓形纹、箕形纹和涡形纹（又称螺纹或斗形纹）（图 3-8）。在后两种指纹中有三组纹线经过的三叉点，计算三叉点与指纹中心的连线上的纹嵴数即得一个手指的纹嵴数。将十指的纹嵴数相加得总指嵴数（有关概念在“实验原理”中详细介绍）。有人研究了亲属间总指嵴数的相关，发现同卵双生子与异卵双生子间的相关系数分别为 0.95 ± 0.07、0.49 ± 0.08（这个结果也为鉴定双生儿究竟是同卵还是异卵提供了一种方法），而父母与子女间为 0.48 ± 0.03（Chen，1988）。这个结果说明，总指嵴数是一种遗传的性状，且基因是加性的。目前认为这个性状是多基因控制的数量性状，但究竟由哪些基因控制、其遗传方式是什么至今尚未弄清。

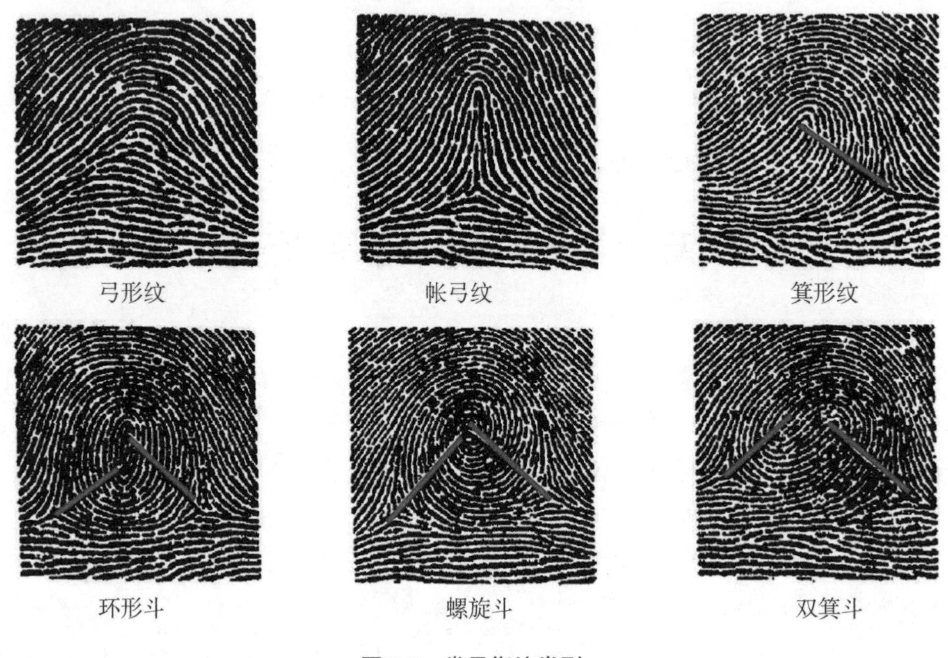

图 3-8 常见指纹类型

如果有某种遗传或生理的因素造成嵴纹发育不良，就能在指纹上反映出来。许多研究证实了这个推论。如唐氏综合征患者的 10 个指头都是正箕纹的比例增加，示指和小指上出现反箕的比例较正常人高；克兰费尔特（Klinefelter）综合征患者弓形纹比健康人多，从而使总指嵴数降低。因而指纹又可作为诊断某些先天畸形的一种辅助工具。

此外，不同的种族间及不同性别间总指嵴数存在差异。欧洲人平均男性约 145，女性约 127。有研究表明，中国人的总指嵴数比欧美人高，男性约 162.7，女性约 153.1（马慰国，1981）。另外，指纹类型的分布也存在着民族、种族的差异。统计表明，中国人弓、箕、斗三种纹出现的比例分别为 2.5%、47.5%、50%（刘少聪，1984）。

除指纹外，掌、趾、足等处的皮纹也用于遗传分析或临床诊断。

在本次实验中，同学们将获取并分析自己的指纹，计算总指嵴数，最后分析全班同学总指嵴数的分布情况。

弓形纹（arch）：由几种平行的弧形嵴纹组成。纹线由指的一侧延伸到另一侧，中间隆起成弓形。弓形纹又可分成两种。一种中央隆起很高形成帐篷状，称帐形弓（tented arch）；另一种中间隆起较平缓，称弧形弓（simple arch）。

箕形纹（loop）：几种嵴纹从手指一侧发出后向指尖方向弯曲，再折回发出的一侧，形成一组簸箕状的纹线。箕口的开口方向有两种：朝着本手尺骨一侧（即小指方向）的称尺箕（ulnar）或正箕；而朝着桡骨一侧（即拇指方向）的称桡箕（radial loop）或反箕。

斗形纹（whorl）：由几条环形或螺线形的嵴纹绕着一个中心点组成。根据构成斗形纹的嵴纹的形态，又可将斗形纹分成环形斗、螺形斗、双箕斗等类型。环形斗由几条呈同心圆环状的嵴纹组成；螺形斗则由螺线形嵴纹组成；双箕斗是两个箕形纹从不同方向交织成一种纹。

除了这 3 种基本类型的指纹外，还有其他类型。它们有的由这 3 种指纹混合而成（如箕、斗混合，箕、箕并列等），有的形状奇特，无法归类。在总指嵴数的计数中，无法归类的不做统计。

皮纹中凡有 3 组不同走向的嵴纹汇聚的区域称为三叉点（tritadius）。用铅笔从指纹中心点到距中心最远的 1 个三叉点之间划一条连线，连线所经过的纹嵴数目（连线起止点处的嵴线数不计算在内）称纹嵴数（图 3-9）。弓形纹没有圆心和三叉点，纹嵴数为零。斗形纹有两个甚至更多的三叉点，则取数值较大的一个作为其纹嵴数。双箕斗嵴线计数时，分别将两圆心与各自的轴作连线，计算出两条连线的嵴线数。两条嵴线数之和除以 2，其得数为该指纹的嵴线数。将 10 个手指的嵴纹数相加，综合称为总指嵴数（total ridge count，TRC）。总指嵴数是一种遗传的性状，且基因是加性的。目前认为，这个性状是多基因控制的数量性状。

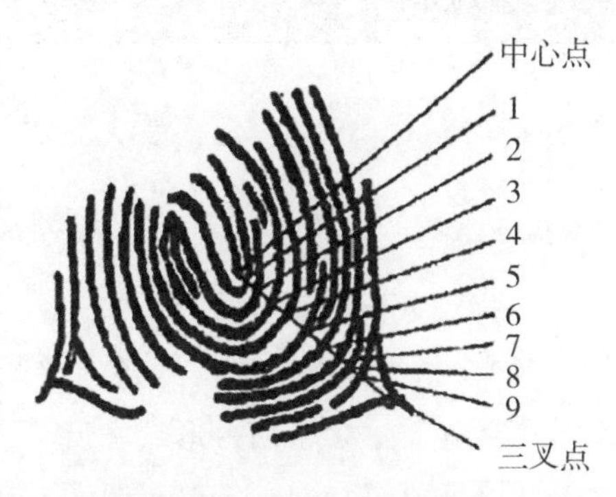

图 3-9　纹嵴数的计数方法

三、实验材料

主要材料：2B 以上的软铅、白纸、透明胶带、放大镜、直尺（10 cm 左右）；取手印的方法是 Mertens（1998）法，获取手印很方便，同时得到的指纹也很清晰，也可用印泥或油墨等获取指印。

四、内容与方法

1. 指纹的获取

（1）取指纹前，洗净双手，擦干。

（2）用铅笔在白纸片上涂黑 3 ~ 4 cm 见方的一小块，将要取指印的手指在涂黑的区域中涂抹，直至第一指节的腹面及两侧均匀涂黑。

（3）揭一条宽度与手指第一指节长度相当的透明胶带，胶面向上放在桌子边缘，并将胶带的两头内折，形成一小段“不黏区”。

（4）按住“不黏区”，将涂黑的指尖一侧轻轻按在胶面上，慢慢翻转 90°，滚压至另一侧。将印好的指纹剪下，贴在相应位置。重复这一步骤，直至获得 10 个手指的指纹。注意，很多情况下三叉点位于手指两侧，所以按指纹时不要只印取指腹部分，需要从一侧滚压至另一侧，形成类似图 3-8 中的方形的效果。

2. 指纹的辨析　在放大镜下检查、分析你的每个手指的指纹类型，算出嵴纹数和总指嵴数。整理结果，填入表 3-1。

表 3-1　本人指纹图型及纹嵴数

	左手					右手				
	拇指	示指	中指	环指	小指	拇指	食指	中指	环指	小指
指纹类型										
纹嵴数										
总指嵴数										

3. 指纹分析

（1）指纹类型：正常人各指纹图形有一定的出现频率，正常人双手指纹以正箕和斗形纹类型居多，而弓形纹和反箕则少见，但遗传病患者中指纹出现率则有异常。如正常人群中第 4、5 指的反箕仅占 0 ~ 1%，而先天愚型患者则以反箕居多。双手中指纹形为弓形纹的总数大于 7，在正常人群中仅约 1%，而在 18 号染色体三体患者中则多达 80%。双手中指纹类型为斗形纹总数大于 8，在正常人群中仅有 8%，而在 5p 患者（五号染色体臂缺失患者，俗称猫叫综合征患者）中达到 32%。以上为染色体病患者的皮纹变化举例。单基因和多基因遗传病也都有一定的皮纹改变：室间隔缺损患者尺侧箕纹增加；房间隔缺损患者桡侧箕纹增加；法洛四联征患者斗形纹增加；精神分裂症患者尺侧箕纹增加，斗形纹减少。

（2）总嵴纹数：性染色体变异患者皮纹突出的表现就是 TRC 与性染色体数目相关。每增加一条 X 染色体，则 TRC 值减少 30；增加一条 Y 染色体，则减少 12。如特纳（Turner）综合征患者 TRC 值明显增加（60 ~ 203）；而正常女性为 127；克兰费尔特综合征患者 TRC 值降低，也有另外现象，弓形纹增加。

统计全班同学的指纹类型和总指嵴数，填入表3-2。分析不同类型指纹出现的频率，并利用 Excel 软件绘制 TRC 次数分布图。

表 3-2　全班学生的指纹数据

序号	姓名	性别	指纹类型的数量			TRC
			弓形纹	箕形纹	斗形纹	
1						
2						
3						
4						
5						
……						
合计						
不同指纹类型的频率						
平均（$\bar{x} \pm s$）						
男性平均						
女性平均						

人类指纹遗传分析的流程如图 3-10 所示。

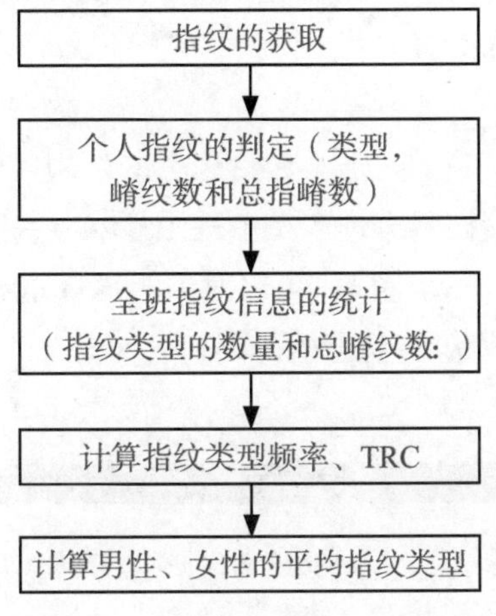

图 3-10　人类指纹遗传分析的流程

五、注意事项

1. 取指纹时不要只印取指腹部分，需要从一侧滚压至另一侧，形成类似图 3-8 中的方形的效果。

2. 取指印的手指涂抹第一指节的腹面及两侧要均匀涂黑，以免影响观察。

六、问题与讨论

1. 根据你们的统计结果，TRC 次数的分布是否呈现正态分布？为什么？

2. 研究表明，中国人的总指嵴数男性约 162.7，女性约 153.1，弓、箕、斗 3 种纹出现的比例分别为 2.5%、47.5%、50%。你们的结果是否也呈现这样的趋势？

3. 在现实生活中，还有哪些性状，我们知道它们是遗传性状，但却无法明确定量的？

实验八　群体遗传平衡与基因频率计算

一、实验目的

1. 理解哈代－温伯格定律（Hardy-Weinberg law）以及平衡群体的条件。

2. 掌握遗传平衡群体等位基因频率、基因型频率的估算方法。

3. 了解参试群体的遗传平衡状态。

4. 初步学会调查和统计人类遗传性状的基本方法，并了解其遗传方式。

5. 通过实际调查，培养获取资料或数据的能力。

二、实验原理

人类的很多遗传性状在婚配时是不进行选择的，因此对于这些性状来说，人类是随机婚配的群体。这些遗传性状有许多是单基因性状，易于观察且具有典型的显隐性关系（表 3-3）。根据遗传平衡定律，可以对人类群体进行基因频率和基因型频率的分析，从而了解控制不同性状的基因的分布情况。

表 3-3　常见单基因性状

性状	显性	隐性
酒窝	有	无
示指长短	较无名指长	较无名指短
双手手指嵌合	右手拇指在上	左手拇指在上
拇指弯曲	挺直	拇指第一节向指背弯曲
耳垂	与脸颊分离	紧贴脸颊
卷舌状	能	不能
美人尖	有	无
上眼睑有无皱褶	有（双眼皮）	无（单眼皮）
发式	卷	直
发色	黑	棕黄、浅色
嘴唇	厚	薄
雀斑	有	无

根据哈代－温伯格定律，在一个不发生突变、迁移和选择的无限大的随机交配的群体中，基因频率和基因型频率将逐代保持不变。因此，可以根据等位基因的频率估算基因型频率。若显、隐性等位基因频率分别为 p 和 q 且 $p+q=1$，则：$p^2+2pq+q^2=1$。遗传平衡在自然状态下是无法达到的，但在一个足够大的种群中，如果个体间是自由交配的且没有明显的自然选择话，我们往往近似地看作符合遗传平衡。在人类种群、果蝇种群等比较大的群体中，一些单基因性状与复基因性状的遗传是可以应用遗传平衡定律的。

哈代－温伯格定律常用于群体平衡的判定，基因及基因型频率的计算：

（1）在常染色体隐性遗传病中，隐性表型频率（发病率）＝隐性致病基因型频率，因此隐性基因频率 $q=\sqrt{\text{隐性表型频率（发病率）}}=\sqrt{q^2}$。

（2）在常染色体显性遗传病中，隐性正常基因频率 $q=\sqrt{q^2}=\sqrt{\text{正常人的频率}}$，则致病基因频率 $p=1-q$。

（3）在复等位基因的遗传中，哈代－温伯格定律也同样适用。如 ABO 血型的遗传，ABO 血型受 I^A、I^B、i 三个复等位基因控制，其基因频率分别为：p、q、r，且 $p+q+r=1$。因此，$(p+q+r)^2=p^2+2pq+q^2+2pr+r^2+2qr=1$。且由该例题我们可以推导有 n 个等位基因时，其公式就是 $(p+q+r+\cdots+n)^2=1$ 的展开式。

（4）X 连锁遗传中，可以分别在男性群体和女性群体中进行分析。男性表型频率＝男性相应的基因型频率＝群体基因频率。女性纯合体的频率为男性相应表型频率的平方。在 X 连锁显性遗传病中，男女发病比例为 $p/(p^2+2pq)=1/2$。在 X 连锁显性遗传病中，男女发病比例为 $q/q^2=1/q$。

三、实验材料

主要材料：参试人群的各种相关性状统计、纸、笔、计算器等。

四、内容与方法

每个小组选取六种不同的性状作为调查对象，观察每位同学上述性状的表现，并作记录。统计全班 / 全年级的资料，并据此进行等位基因频率和基因型频率的计算。此外，调查班上同学的血型，并计算各等位基因的频率和基因型频率。

群体遗传平衡与基因频率计算的流程，如图 3-11 所示。

五、注意事项

1. 注意判定不同表型的遗传方式。
2. 当个别同学性状不是很典型时，应注意辨别。

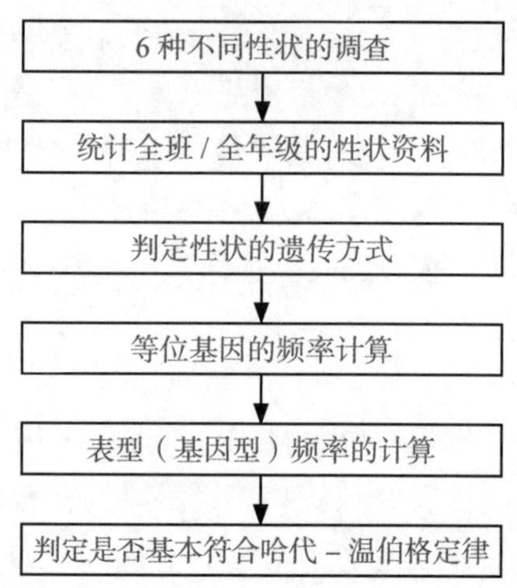

图 3-11　群体遗传平衡与基因频率计算的流程

六、问题与讨论

1. 在观察中有时会发现这种情况：有些同学一只眼睛是双眼皮，一只是单眼皮，为什么会出现这种情况？

2. 对于示指长短这个性状，有研究表明控制基因位于 X 染色体上，你认为呢？如果这是一个伴性基因，试分析群体是否达到平衡？

3. 影响群体平衡的因素有哪些？

实验九　果蝇的饲养及唾液腺染色体标本的制备与观察

一、实验目的

1. 了解果蝇生活史中各个不同阶段的形态特点，以及雌雄成虫的主要性状特征。

2. 学习果蝇幼虫的解剖方法并掌握果蝇唾液腺染色体的制片方法。

3. 观察果蝇唾液腺染色体的形态特征。

4. 了解多线染色体的特点。

二、实验原理

黑腹果蝇（*Drosophila melanogaster*）是双翅目果蝇科的昆虫，由于繁殖迅速，易于饲养，拥有丰富可用来操纵基因表达的遗传学工具，使得其成为生物学，尤其是遗传学上重要的模式生物。果蝇的生活史从受精卵开始，经历幼虫、蛹，最终变为成虫，是一个完全变态过程。果蝇的世代周期较短，在室温条件下一个世代（即从成蝇交配产卵至下一代成虫羽化成熟的时间）只需 10 ~ 12 天就可以完成，而培养条件下果蝇的平均寿命可以长达 2 个月。果蝇繁殖力很强，在适宜的温度和营养条件下每只受精的雌蝇一生可产卵 400 个左右。果蝇的发育对温度较为敏感，一般室温下（25℃）不到 2 周可以完成的世代在 18℃条件下会加倍，延长至 3 周以上，如图 3-12 所示。

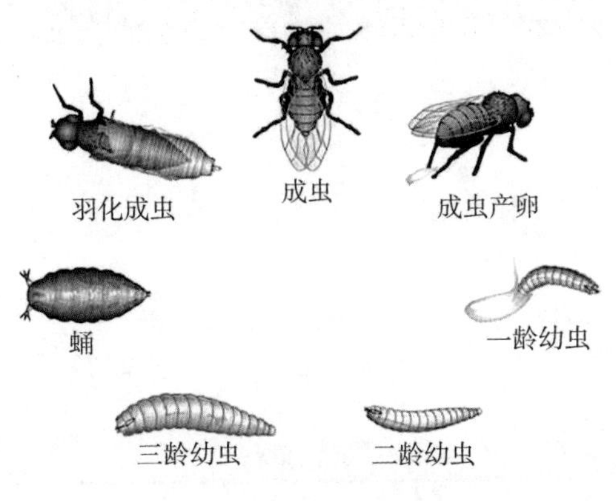

图 3-12　果蝇生活史

多线染色体（polytene chromosomes）最初由巴尔比尼（Balbiani）在 1881 年于双翅目昆虫摇蚊 *Chironomus midges* 的幼虫唾液腺中观察到的，因此也称为唾液腺染色体或巴尔比尼染色体。这种特殊的染色体形态后来又在其他昆虫、原生生物甚至植物、哺乳动物中发现。在这些特殊细胞中，DNA 仅进行复制但不彼此分开，总是处在配对状态即体细胞联会（somatic synapsis），细胞也不进行分裂，经过 10 ~ 15 次复制（即 210 ~ 215 个紧凑排列 DNA）后，形成了在光学显微镜下可见的特异性明、暗条带相间的巨大染色体。除了扩充体积之外，多线染色体所在的细胞还会有代谢上的优势，例如在幼虫唾液腺中的细胞就可以极为快速地累积它们化蛹所需的胶蛋白。

根据布里奇斯（Bridges）等的研究，已经发现至少 5149 条可以区分的带纹并已经建立了带纹分布图，巨大染色体因此成了遗传学上研究染色体形态结构及染色体畸变的理想材料。

三、实验材料

1. 主要试剂　乙醚、玉米粉、酵母粉、琼脂、啤酒酵母、麦芽糊精、对羟基苯甲酸甲酯溶液、改良苯酚品红染液。

2. 主要仪器与材料　处于不同发育时期的野生型果蝇、双筒解剖镜、显微镜、麻醉瓶、毛笔、解剖针、培养皿、棉球等。

四、内容与方法

1. 果蝇培养基的配制（表 3-4）。

表 3-4　果蝇培养基配方表

成分	含量 /g
玉米粉	180
大豆粉	20
琼脂	15
啤酒酵母	37
糖稀	80
麦芽糊精	80
对羟基苯甲酸甲酯溶液（防腐剂）	16 mL（2.5 g 对羟基甲酸甲酯固体粉末溶于 16 mL 95% 的乙醇中）
加水至 2000 mL	

（1）先将 1.5 L 水烧开，然后将玉米粉在烧杯中溶于额外 500 mL 水，慢慢搅拌并混匀，再慢慢倒入（边加边搅动，防止结块）已煮沸的 1.5 L 水中，混匀，煮沸后，保温并调节温度至 50℃，保持 3 ～ 4 h。

（2）保温 3 h 左右，进行接下来的预备工作。将称量好的大豆粉、琼脂、啤酒酵母、麦芽糊精混合搅匀，一块加入保温的玉米糊中，边加边搅拌至混合均匀，提高温度煮沸。

（3）煮沸后先换成小火，再加入称量好的糖稀，慢加快搅，该步骤很重要，务必防止糖稀粘锅煮糊。

（4）关火，当温度降至 60℃左右时（可用冷水浴约 3 min 的方法较快速降温），加入防腐剂，搅拌均匀，用塑料烧杯分装到培养瓶内。注意在分装时不要把培养基倒在瓶壁上。塞好瓶塞，在室温下保存，待多余的水分蒸发出去且培养基冷却后放入冰箱。分装时每瓶倒入培养基高 1 cm 左右。2 L 的培养基可倒 100 ～ 120 个培养瓶。

2. 生活史观察

（1）卵：成熟的雌蝇交尾后会将卵产在培养基的表层，从交尾至产卵一般需要 2 ～ 3 天的时间。观察卵时，用解剖针的针尖在培养基表面挑取一点含有卵的培养基置于载玻片上，滴一滴清水，用解剖针将培养基稀释后放在显微镜低倍镜下仔细观察。果蝇的卵为椭圆形，长约 0.5 mm，腹面稍扁平，前端有一对触丝，可使卵附着在培养基表层而不陷入。

（2）幼虫：果蝇的受精卵在 25℃条件下经过一天的发育即可孵化为幼虫。果蝇的幼虫分为三个阶段，分别为一龄、二龄及三龄幼虫，每个阶段会持续 1 天左右。从一龄幼虫开始幼虫会经过两次蜕皮，形成二龄和三龄幼虫，根据体型大小就能比较容易地区分三个时期的幼虫。一龄和二龄幼虫一般都会在培养基内进食活动，而三龄幼虫就开始爬出培养基准备化蛹。幼虫一端稍尖为头部，黑点处为口器，从培养基侧面观察很容易看到上下蠕动的黑点，这也是判断培养基内是否已经有幼虫的简易办法。

（3）蛹：三龄幼虫爬壁一段时间后开始化蛹。附着在瓶壁上的蛹颜色淡黄，随着发育的进行，蛹的颜色逐渐加深，最后呈深褐色，即将羽化的蛹还可以看到一对黑点在蛹的中上部，为果蝇的翅膀。在瓶壁上看到的几乎透明的蛹是已经完成羽化而遗留的空壳。这个阶段时间较长，室温下一般需要 7 天左右。

（4）成虫：刚羽化出的果蝇虫体较长，翅膀没有完全展开，蜷缩为黑色，体表因为未完全几丁质化，所以呈半透明乳白色。随着发育，体表完全几丁质化，身体颜色加深，翅膀完全张开，呈透明薄膜状。在室温条件下，刚羽化出的果蝇 8 ~ 12 h 性成熟，可以开始交配。

3. 雌雄鉴别

（1）麻醉方法：麻醉果蝇可以用乙醚和二氧化碳两种方法。

①乙醚麻醉：取一广口瓶，瓶口内塞有棉花。在棉花上滴加 2 ~ 3 滴乙醚，以稍稍闻到乙醚气味为止。反复使用时，可再滴加乙醚于棉花上。将果蝇转移到广口瓶内（磕碰果蝇可使果蝇掉落到瓶中），盖上盖子，等待果蝇麻醉。特点：麻醉较慢，恢复也较慢。

②二氧化碳麻醉：使用压缩二氧化碳气瓶，引出可调节管线，将管口深入果蝇饲养瓶中可快速麻醉果蝇。如需后续挑蝇等操作，将麻醉后的果蝇放于持续通气的挑蝇板上，即可使果蝇在持续麻醉的状态下进行人工操作。特点：麻醉较快，苏醒也很快。

（2）性别鉴定：将麻醉后的果蝇放在解剖镜下仔细观察，区别雌雄果蝇的差异，一般来说，成熟的雌蝇个体都比相同年龄的雄蝇稍大。两者体色较深后，腹节背侧的条纹有明显区别，雄蝇最末端的黑斑其实为三条黑色条纹相互延伸形成的。性梳和生殖器在成蝇各个阶段都可以用于分辨雌雄，也最为准确。在观察性别时可以用解剖镜观察，也可以用低倍的显微镜观察。

4. 调试双筒解剖镜　先在载物台上放一张有字的纸作参照，用粗准焦螺旋调节到一个固定位置，以可以看到载物台纸上的字为准。在固定粗准焦螺旋后，只需轻轻转动细准焦螺旋进行微调即可。注意：不可直接用细螺旋调节很大的范围，以免引起准焦螺旋的滑丝。由于果蝇的幼虫为乳白色，为了增大反差便于观察，可将载物台的黑色面朝上。在解剖果蝇幼虫时，解剖镜的放大倍数要适宜，放大倍数太大虽然可以观察幼虫的细微结构，但是视野过小，不便操作；放大倍数太小时，视野较大但是比较难找到目标结构。

5. 剖取唾液腺　用解剖针从培养瓶内挑取 1 只三龄幼虫置于载玻片上，并滴加一滴生理盐水。将载玻片放在载物台上，用解剖镜进行观察，首先将幼虫的头尾分清。

果蝇的头部有一对黑色眼点，作伸缩状。解剖时，双手各持一个解剖针，一只解剖针先压在幼虫身体的前 1/3 处，另一只针压住果蝇头部并向前轻轻移动即可将头部拉开，仔细观察可看见一对微白透明的囊状体，一般会各附着一条细长乳白色的脂肪体，透明囊状部分即为唾液腺。在唾液腺的前端各伸出一条细管在前面汇合成一总管。如果唾液腺没有被拉出来，可用解剖针轻压虫体的断开处，把唾液腺挤压出来。

6. 去除脂肪体　果蝇的唾液腺上附有乳白色的脂肪体，如不除去，制片时会在载玻片上形成大量脂肪滴，从而影响制片的质量。在除去脂肪体时，用解剖针的针尖轻轻剥离，尽量保持唾液腺的完整。如果剥离脂肪时将唾液腺碰断，仍然可以用断开的唾液腺继续进行染色操作。

7. 染色及压片　用解剖针将载片上的杂物全部除去，只留下唾液腺。如果唾液腺周围还有许多水分，应小心用吸水纸将水分吸净，注意要在解剖镜下操作，要避免剥离好的唾液腺被纸吸走。滴加一滴改良苯酚品红染液，染色 10 ~ 15 min。盖上盖玻片并覆盖一层吸水纸，左手扶住载玻片并防止载片与盖片之间的剧烈滑动，右手持解剖针，用针柄敲击盖片。用力要适中，既要将唾液腺细胞压破，使染色体伸展开，又未造成染色体的断裂为最好。

8. 镜检　先用低倍镜进行观察，找到一个好的分裂象后再转用高倍镜观察。普通果蝇有 8 条染色体，由于其处在配对状态，所以在镜下只能看到 4 条。第一对染色体（果蝇的性染色体）的一端与第二对、第三对染色体中部的着丝粒相聚集，形成一个深染中心。第四对染色体很小，有时不易观察到。

9. 显微摄影　找到视野中舒展最为充分且未出现断裂的染色体进行显微摄影。

果蝇的饲养及唾液腺染色体标本制备与观察的实验流程如图 3-13 所示。

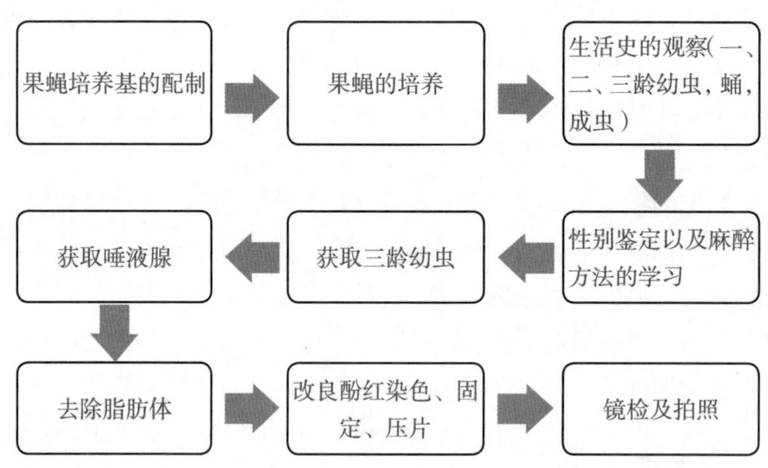

图 3-13　果蝇的饲养及唾液腺染色体标本制备与观察的实验流程

五、注意事项

1. 不要把培养基倒在瓶壁上，果蝇习惯将卵产在有食物的最高处，而产在挂在瓶壁的食物上的卵大部分会因为食物很少而无法完成发育。

2. 尽量不要使用刚刚做好的培养基。刚配制完的培养基瓶内湿度很大，放置一段时间后在瓶壁上会有许多水滴，果蝇会被瓶壁或食物粘住而死亡。应待水分蒸发较为充分后再使用，或急用时用棉花将瓶壁上的水分擦掉。

3. 在配制培养基的过程中，要避免培养基被煮煳（煮煳的食物会导致果蝇的大量死亡）。

4. 检查完毕后，将果蝇集中收集处理，不可随意丢弃，以免污染环境。

5. 剖取唾液腺一定加生理盐水，否则唾液腺易干。

6. 染色时间不可过长，否则背景也着色，不利于观察。

7. 将脂肪组织清除干净，吸水时注意观察，勿将唾液腺一起吸走。

8. 压片时应轻柔，以免将染色体压断。

9. 观察时选择一个染色体组完整，染色体间分开程度较大，无气泡和杂质干扰，无其他多线染色体干扰和重叠的多线染色体。

六、问题与讨论

1. 作为模式动物的果蝇有哪些优点？

2. 如何鉴别雌雄黑腹果蝇成虫？

3. 什么是染色中心？

4. 根据你所学的知识，联会应出现在什么类型的细胞中？

5. 根据实验观察可以确定果蝇的染色体数目吗？为什么？

第四章
生物化学与分子生物学实验

实验一　用正交法测定几种因素对酶活性的影响

一、实验目的

初步掌握正交法（正交试验设计法）的使用。运用正交法测定底物浓度、酶浓度、温度和 pH 这 4 种因素对酶活力的影响。

二、实验原理

酶的催化作用是在一定条件下进行的，它受多种因素的影响，如酶浓度、底物浓度、温度、抑制剂和激活剂等都能影响酶催化的反应速度。通常在其他因素恒定的条件下，通过某一因素在一系列变化条件下的酶活力测定求得该因素的影响，这是单因素的试验方法。多因素的试验可以通过正交法来完成。正交法是借助于正交表，简化表格计算，正确分析结果，找到实验的最佳条件、分清因素的主次，这样就可以通过比较少的实验次数达到好的实验效果。

本实验运用正交法测定底物浓度、酶浓度、温度、pH 这 4 个因素对酶活性的影响，并求得在什么样的底物浓度、酶浓度、温度和 pH 时酶的活力最大。

三、实验材料

1. 主要试剂

（1）牛血清白蛋白：20 mL 蒸馏水中加入牛血清白蛋白 2.2 g，尿素 36 g，1 mol/L NaOH 溶液 8 mL，室温放置 1 h，使蛋白质变性。如有不溶物，可过滤除去。再加 0.2 mol/L NaH_2PO_4 溶液至 110 mL 及尿素 4 g，调节溶液 pH 达 7.6 左右。

（2）蛋白酶液：3 mg 牛胰蛋白酶冷冻干粉，溶于 10 mL 蒸馏水。

（3）15% 三氯乙酸溶液：15 g 三氯乙酸溶于蒸馏水，并稀释至 100 mL。

（4）Folin- 酚甲试剂：① 4% 碳酸钠溶液；② 0.2% 氢氧化钠溶液；③ 1% 硫酸

铜溶液；④ 2% 酒石酸钾钠溶液。临用前将①与②等体积配制碳酸钠氢氧化钠溶液。②与④等体积配制成硫酸铜－酒石酸钾钠溶液。然后把这两种试剂按 50∶1 的比例混匀，即成 Folin- 酚甲试剂。此试剂临用而配制，一天内有效。

（5）Folin- 酚乙试剂。

（6）0.1 mol/L NaH_2PO_4 溶液、1 mol/L pH 7、8、9 巴比妥缓冲液、尿素、1 mol/L NaOH 溶液等。

2. 主要仪器与材料　试管及试管架、恒温水浴箱、小漏斗及滤纸、分光光度计、吸量管、小漏斗及滤纸、pH 计。

四、内容与方法

（一）实验设计

1. 确定试验因素和水平　本实验取 4 个因素，即底物浓度 [S]、酶浓度 [E]、温度、pH。每个因素选 3 个水平（水平即在因素的允许变化范围内，要进行试验的“点”）。

作因素、水平表时，各因素的水平最好不要按大小顺序排列。

按一般方法，如对 4 个因素 3 个水平的各种搭配都要考虑，共需做 34 × 81 次试验，而用正交表只需做 9 次试验。

2. 选择合适的正交表　合适的正交表，是指要考察的因素的自由度总和，应该不大于所选正交表的总自由度。

正交表 *Ln*（*tq*）：*L* 为正交表的代号；*n* 为处理数（试验次数）；*t* 为水平数；*q* 为因素数。

（二）实验安排

1. 试验安排设计　按表 4-1 进行操作。

表 4-1　试验安排设计

试剂名称	管号								
	2	4	9	1	6	8	3	5	7
2% 血红蛋白 /mL	0.5	0.2	0.8	0.5	0.2	0.8	0.5	0.2	0.8
缓冲溶液 /mL	pH 9	pH 8	pH 7	pH 7	pH 9	pH 8	pH 8	pH 7	pH 9
	2.6	2.6	2.6	2.3	3.2	2.3	2.9	2.9	2.0
	37℃预热 5 min			50℃预热 5 min			60℃预热 5 min		
酶液 /mL	0.5	0.8	0.2	0.8	0.2	0.5	0.2	0.5	0.8
	37℃反应 10 min			50℃反应 10 min			60℃反应 10 min		

2. 反应结束后各管均加入 15% 三氯乙酸溶液 2.0 mL 终止反应。

3. 另取一支试管作为非酶对照，即加 2% 血红蛋白液 0.5 mL，缓冲液 2.0 mL。先加 15% 三氯乙酸溶液 2.0 mL，摇匀放置 10 min 后再加入酶液 0.5 mL。

4. 将上述酶促和非酶对照各管反应液室温放置 15 min，过滤，滤液保留，用于测定酶活力。酶活力测定：取滤液 0.5 mL，加入 Folin- 酚甲试剂 4 mL，混匀室温放置 10 min，再加 Folin- 酚乙试剂 5.0 mL，迅速混匀，于 30℃保温 30 min 后，在 680 nm 处测光吸收值。

（三）试验结果及分析

实验做好后，把 9 个数据填入下表试验结果栏内，按表中数据计算出各因素的一水平试验结果总和、二水平试验结果总和、三水平试验结果总和，再取平均值（各自被 3 除）。最后计算极差（表 4-2）。极差是指这一列中最好与最坏的之差，从极差的大小就可以看出哪个因素对酶活力影响最大、哪个影响最小，找出在什么条件下酶活力最高。最后做一直观分析的结论。以 A 值［Ⅰ/3，Ⅱ/3，Ⅲ/3］为纵坐标，因素的水平数为横坐标作图。

表 4-2　试验结果及分析

实验号	实验因素				实验结果
	1　[S]/mL	2　[E]/mL	3　温度 /℃	4　pH	A680
1	1 0.5	1 0.8	1 50	1 7	
2	1 0.5	2 0.5	2 37	2 9	
3	1 0.5	3 0.2	3 60	3 8	
4	2 0.2	1 0.8	2 37	3 8	
5	2 0.2	2 0.5	3 60	1 7	
6	2 0.2	3 0.2	1 50	2 9	
7	3 0.8	1 0.8	3 60	2 9	
8	3 0.8	2 0.5	1 50	3 8	
9	3 0.8	3 0.2	2 37	1 7	
Ⅰ（一水平试验结果总和）	1+1+1	1+1+1	1+1+1	1+1+1	
Ⅱ（一水平试验结果总和）	2+2+2	2+2+2	2+2+2	2+2+2	
Ⅲ（一水平试验结果总和）	3+3+3	3+3+3	3+3+3	3+3+3	
Ⅰ/3					
Ⅱ/3	最好与最坏的之差				
Ⅲ/3					
极差					

用正交法测定几种因素对酶活性的影响的流程如图 4-1 所示。

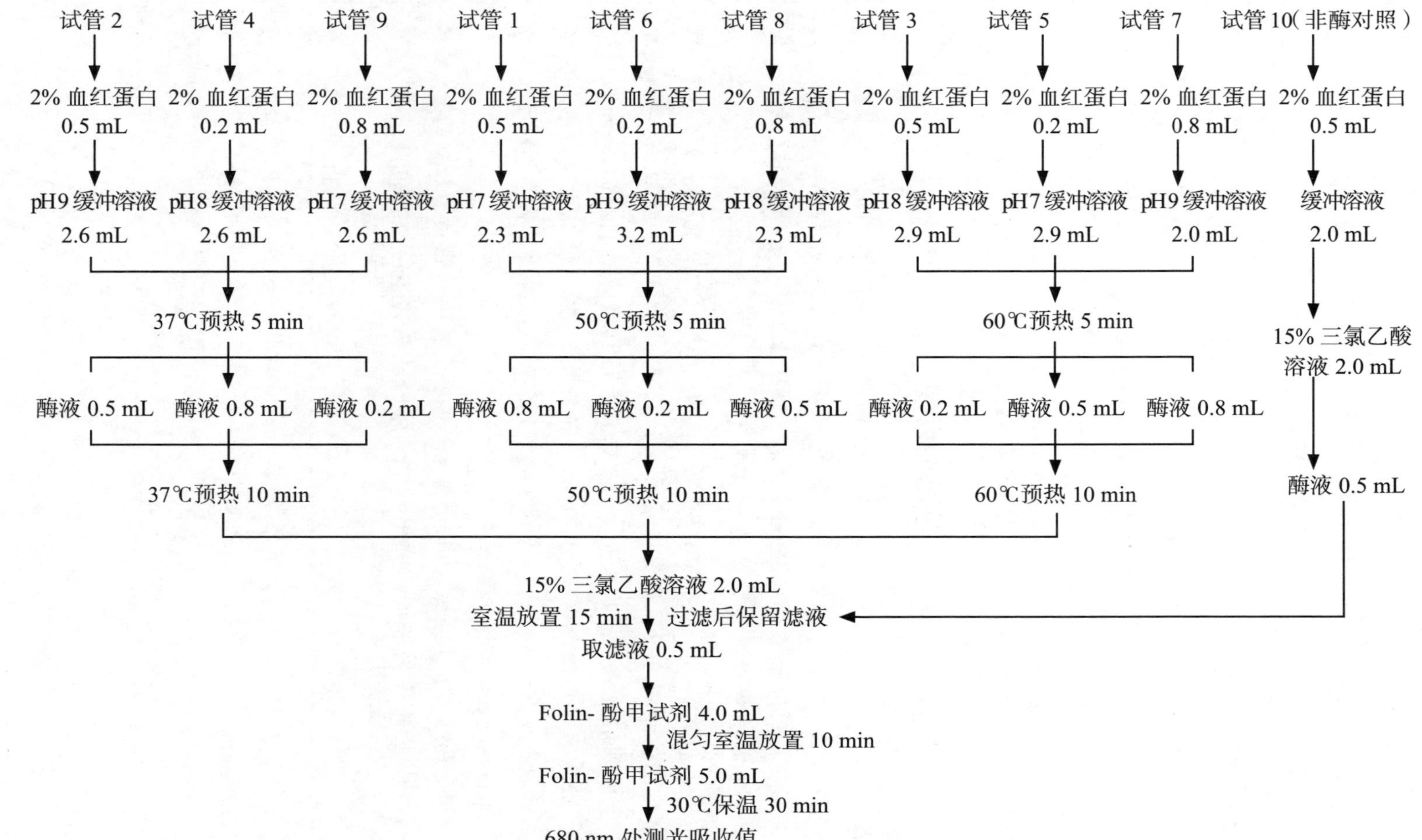

图 4-1　用正交法测定几种因素对酶活性的影响的流程

五、注意事项

1. 每加入一种试剂都需要充分混匀。
2. 应确保酶促反应的温度及反应时间的准确性。

六、问题与讨论

1. 正交法与一般方法比较有何优点?
2. 配制试剂时导致蛋白质变性的可能原因有哪些?
3. 非酶促空白对照的作用是什么?其处理为何与其他各管不同?

课程思政案例 4–1

核酶的发现

20 世纪 70 年代,科学家已发现真核细胞存在“RNA 剪接”现象,编码 rRNA 前体的 DNA 序列含有间隔的内含子序列,但成熟的 rRNA 没有内含子。美国生化学家 Thomas Cech 课题组试图利用四膜虫解开“RNA 剪接”之谜,他一直认为“RNA 剪接”肯定是某个酶蛋白催化反应的结果。1978 年,Thomas Cech 试图利用蛋白纯化技术找到这个酶,然而,他郁闷地发现所有的样品均“顺利”出现 RNA 剪接,并没有发现活性酶蛋白,他非常沮丧。为此,课题组反复试验,对各种可能做了一次又一次的排除。直到 1982 年,Thomas Cech 在一条合成的 RNA 分子中惊奇地发现该 RNA 分子有剪接现象,也就是说,这个 RNA 分子居然能自我催化剪接。RNA 分子的自我催化功能突破了酶都是蛋白的传统观念,Thomas Cech 称它为核酶。

随后,1983 年,Sidney Altman 发现大肠埃希菌的核糖核酸酶 P 的 RNA 部分也具有全酶的催化活性。因此,Thomas Cech 和 Sidney Altman 共同获得了 1989 年的诺贝尔化学奖。

课程思政案例 4–2

能够将空气转换为能源的酶

在 2023 年 3 月 15 日发表在《自然》杂志上的一篇研究论文中，澳大利亚莫纳什大学的微生物学家格林特与他的同事们报告了一种能够将空气中的氢转化为电能的酶。这种酶被命名为 *Huc*，是由一种叫作黏性分枝杆菌的细菌所组成的。黏性分枝杆菌是结核分枝杆菌和麻风分枝杆菌的近亲，但不会引起人类或动物的疾病。它们广泛存在于世界各地的土壤中，并且能够在极端、贫瘠的环境中存活，比如南极洲、火山口和深海等地方。

黏性分枝杆菌之所以能够适应这些恶劣的条件，很大程度上归功于它们利用 Huc 酶从空气中获取能量的能力。空气中含有微量的氢（约 0.000 05%），而 Huc 酶可以将这些氢与细胞内存在于过氧化物酶上面的铁离子结合起来，并释放出电子。这些电子可以通过细胞膜上特殊的蛋白质通道传递给外部电路，并形成电流。

实验二 氨基酸的分离鉴定——纸层析法

一、实验目的

通过对氨基酸进行分离鉴定，学习纸层析法分离氨基酸混合物的基本原理并掌握操作方法。

二、实验原理

纸层析（paper chromatography，PC）是以滤纸作为惰性支持物的分配层析。滤纸纤维上有亲水性的羟基，通过吸附水作为固定相，通常采用有机溶剂作为流动相。流动相流经支持物时，与固定相之间连续抽提，使物质在两相间不断分配而得到分离。物质被分离后在纸层析图谱上的位置用 *Rf* 值（比移值，图 4-2）来表示：

$$Rf=\frac{\text{原点到层析点中心的距离}}{\text{原点为溶剂前沿的距离}}$$

在一定条件下，某物质的 *Rf* 值是常数，其大小受物质的结构、性质、溶剂系统物质组成与比例、pH、选用的滤纸质地和温度等多种因素影响。此外，样品中的盐分、杂质以及点样过多均会影响样品的有效分离。无色物质的纸层析图谱可采用光谱法（紫外线照射）或显色法鉴定，氨基酸纸层析图谱常采用茚三酮或吲哚醌作为显色剂，本实验采用茚三酮作为纸层析图谱的显色剂。

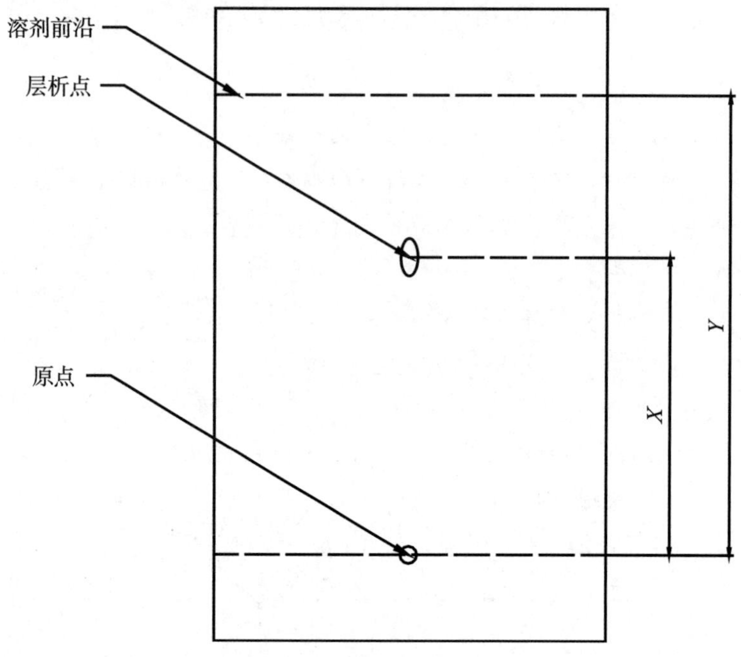

图 4-2　纸层析中的 *Rf*（*Rf*=*X*/*Y*）

三、实验材料

1. 主要试剂

（1）扩展剂：将 20 mL 正丁醇与 5 mL 冰醋酸放入分液漏斗中与 15 mL 水混合，充分振荡，静置后分层，放出下层水层，取漏斗内的扩展剂约 5 mL 置于小烧杯中作平衡溶剂，其余的倒入培养皿中备用。

（2）氨基酸溶液：2 mg/mL 的赖氨酸、甘氨酸、脯氨酸、谷氨酸、丙氨酸、亮氨酸溶液以及它们的混合液。

（3）显色剂：0.5 % 水合茚三酮正丁醇溶液。

2. 主要仪器与材料　层析缸、微量移液器吸头、喷雾器、培养皿、电吹风机、层析滤纸、直尺等。

四、内容与方法

1. 制作层析滤纸　将盛有平衡溶剂的小烧杯置于密闭的层析缸中，取长 22 cm、宽 14 cm 的层析滤纸一张，在滤纸的一端距边缘 2 ~ 3 cm 处用铅笔画一条直线，在此直线上每间隔 2 cm 作一记号，等待点样。

2. 点样　用毛细管将各氨基酸样液分别点在 7 个位置上，一定要每个点用一个毛细管，避免混用污染。样点干燥后再点 2 ～ 3 次，每点在滤纸上的扩散直径范围在 3 mm 内为最佳。

3. 扩展　用针线将滤纸缝成圆筒状，注意纸的两边不能接触，留一定缝隙。将盛有约 20 mL 扩展剂的培养皿迅速置于密闭的层析缸中，并将滤纸垂直立于培养皿中，点样的一端在下，扩展剂的液面需低于点样线 1 cm，待溶剂上升至距离滤纸上端 2 cm 左右时取出滤纸，用铅笔在溶剂前沿划一边界线，自然干燥或用电吹风机吹干溶剂。

4. 显色　用喷雾器均匀喷上 0.5% 茚三酮正丁醇溶液，然后置于 100℃烘箱烘烤 5 min 或用电热风吹干即可显出各层析斑点。

5. 计算 *Rf* 值　计算各种氨基酸的 *Rf* 值。

纸层析法对氨基酸的分离鉴定的流程如图 4-3 所示。

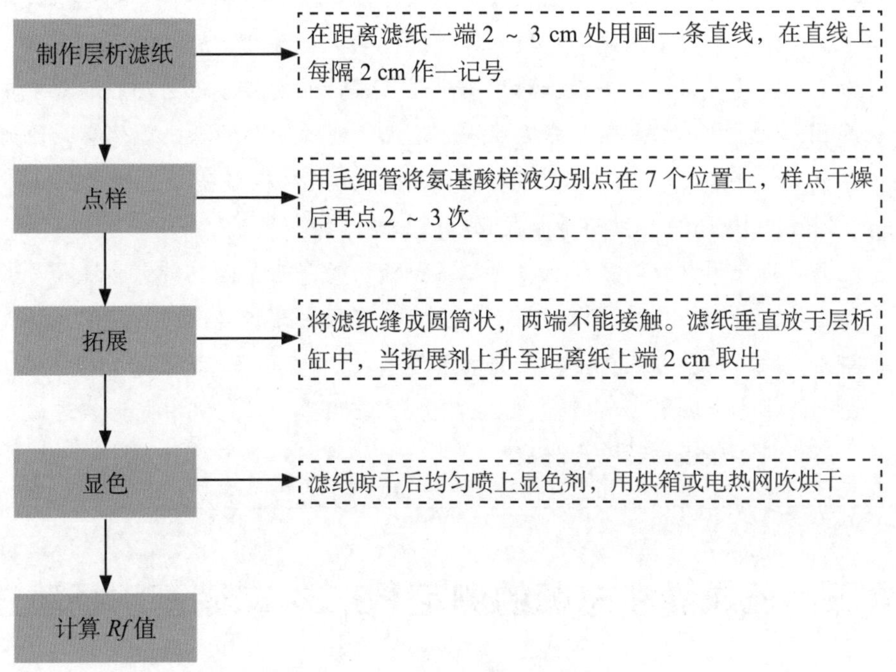

图 4-3　纸层析法对氨基酸的分离鉴定的流程

五、注意事项

1. 扩展剂的液面需低于点样线 1 cm，注意不要淹没样品点。

2. 注意一定要每个点用一根毛细管，避免混用污染。在样点完全干燥后才能再进行点样。

六、问题与讨论

1. 为什么不同的氨基酸会产生不同的 *Rf* 值？

2. 影响本实验 *Rf* 值精确性的因素有哪些？

课程思政案例 4-3

在 20 世纪 50 年代和 60 年代，科学家们开始研究如何理解蛋白质的结构和功能。他们意识到，蛋白质的功能与其三维结构紧密相关，而且蛋白质的结构通常由其氨基酸序列决定。然而，理解这种序列如何编码成蛋白质的结构是一个巨大的挑战。

克里斯托弗·安森是其中一位极具天赋的研究者。他通过研究一种名为琼脂活性酶的折叠过程，提出了一个重要的假设：蛋白质的结构不仅受到氨基酸序列的影响，还受到蛋白质周围的环境和条件的影响，如温度、pH 等。

为了证实这一假设，安森进行了一项精心设计的实验。他将琼脂酶暴露在高盐或低 pH 的条件下，使其失去活性并“退化”到更简单的状态。然后，他通过逐步调整环境条件让琼脂酶恢复活性。最终，他成功地证明了当恢复到正常的 pH 和温度时，琼脂酶会重新折叠成正确的三维结构。

这个实验表明，蛋白质的折叠过程不是随机的，而是受到特定环境和条件的调节。此外，安森还在接下来的几十年里推动了蛋白质折叠问题的研究，并提出了一些关键的理论和方法，如“反折叠”技术。

这个故事告诉我们，有时候需要创造性地应用氨基酸序列分析和实验证据，来解决众多科学领域中的重大挑战。

实验三　还原糖和总糖的测定（3, 5- 二硝基水杨酸法）

一、实验目的

了解 3, 5- 二硝基水杨酸法测定还原糖的基本实验。区分还原糖和总糖测定过程的异同，掌握具体的操作方法。

二、实验原理

还原糖是指含有自由基醛基或酮基、具有还原性的糖类（图 4-4）。单糖都是还原糖。3,5- 二硝基水杨酸与还原糖共热后可生成棕红色氨基化合物。在一定范围内，该棕红色化合物颜色的深浅与还原糖的量呈正比关系，可用分光光度计进行比色测定（图 4-5）。因此 3,5- 二硝基水杨酸法可用于还原糖的测定，且具有快速、杂质干扰小的优点。

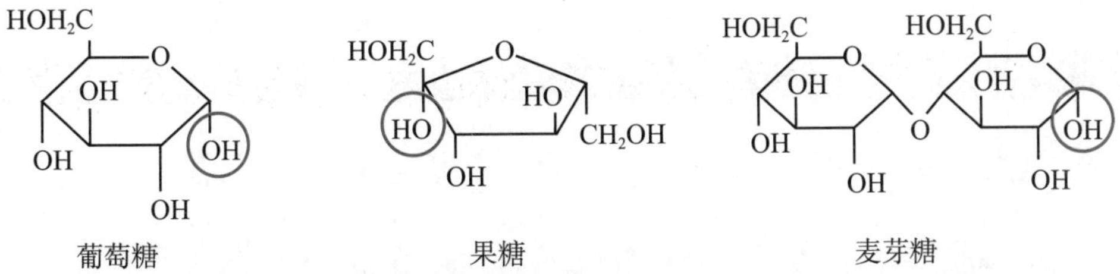

葡萄糖　　果糖　　麦芽糖

图 4-4　三种还原糖示意图

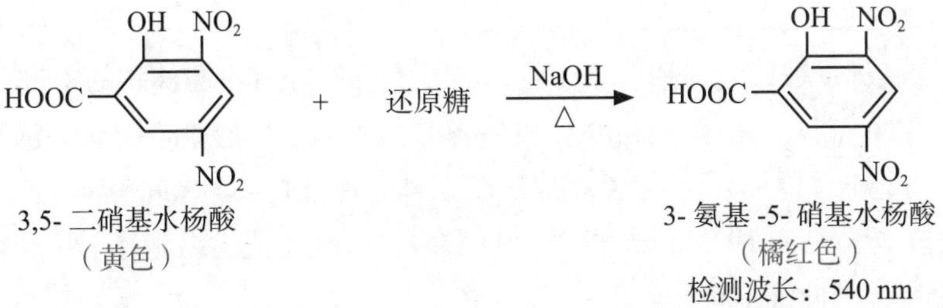

3,5- 二硝基水杨酸（黄色）+ 还原糖 $\xrightarrow[\triangle]{NaOH}$ 3- 氨基 -5- 硝基水杨酸（橘红色）检测波长：540 nm

图 4-5　3, 5- 二硝基水杨酸与还原糖反应

不具还原性的部分双糖或多糖经酸水解后可彻底分解为具有还原性的单糖。通过对样品中的总糖进行酸水解，测定水解后还原糖含量，可计算出样品的总糖含量。

三、实验材料

1. 主要仪器与材料　甘薯淀粉、电热恒温水浴锅、分光光度计、试管及试管架、玻璃漏斗、容量瓶（100 mL）、量筒（10 mL，100 mL）。

2. 主要试剂

（1）3,5- 二硝基水杨酸试剂（DNS）：6.3 g DNS 和 262 mL 2 mol/L NaOH 加入 500 mL 含有 182 g 酒石酸钾钠的热水溶液中，再加入 5 g 亚硫酸钠和 5 g 重蒸酚，搅拌溶解，冷却后加水定容至 1000 mL，贮存于棕色瓶中，7 ~ 10 天后使用。

（2）葡萄糖标准溶液（1 mg/mL）：准确称取干燥恒重的葡萄糖 1 g，加入少量水溶解后再加入 8 mL 12 mol/L 的浓盐酸，以蒸馏水定容至 1000 mL。

（3）碘试剂：称取 5 g 碘和 10 g 碘化钾，溶于 100 mL 蒸馏水中。

（4）酚酞试剂：称取 0.1 g 酚酞。溶于 250 mL 70% 乙醇中。

（5）其他：6 mol/L HCl、10% NaOH、6 mol/L NaOH 等。

四、内容与方法

1. 标准曲线的制作

（1）标准葡萄糖梯度溶液的配制：取 6 支大试管，分别按表 4-3 加入试剂。

表 4-3　标准葡萄糖梯度溶液的配制

试剂	1	2	3	4	5	6	还原糖	总糖
葡萄糖标准溶液（1 mg/mL）	0.1	0.25	0.4	0.55	0.7	0		
还原糖或总糖加入量 /mL							1.00	1.00
蒸馏水加入量 /mL	1.90	1.75	1.60	1.45	1.30	2.0	1.00	1.00
DNS 加入量 /mL	1.00	1.00	1.00	1.00	1.00	1.00	1.00	1.00
沸水浴加热 5 min								
H_2O（加 H_2O 至 A_{540} 在 0.1 ~ 1 之间）								
A_{540}								

（2）绘制标准曲线：另取 6 支试管，前 5 支分别加入不同体积的 1 mg/mL 的葡萄糖溶液，第 6 管加入蒸馏水 2 mL。然后各管再加入 DNS 试剂 1 mL。沸水浴加热 5 min，取出冷却后再加入蒸馏水（加 H_2O 至 A_{540} 在 0.1 ~ 1 之间）。摇匀，以第 6 管作为空白，分光光度计 540 nm 处测定吸光值。以吸光值为纵坐标，葡萄糖含量为横坐标，绘制标准曲线。

2. 样品中还原糖和总糖的测定

（1）样品中还原糖的提取：称取甘薯粉 1.0 g 放入小烧杯中，先加入少量水调成糊状，再加入约 50 mL 水摇匀，煮沸约数分钟，使还原糖浸出，然后转移至 100 mL 容量瓶中定容，经过滤的上清液用于还原糖的测定。

（2）样品中总糖的水解和提取：称甘薯粉 1.0 g 放入小烧杯中，先加入 6 mol/L HCl 10 mL，水 15 mL，搅匀后放入沸水浴加热水解 30 min（碘试剂检查水解程度），冷却后用 6 mol/L NaOH 调 pH 到中性（1 滴酚酞试剂检测呈微红）然后转移至 100 mL 容量瓶中定容，过滤后，取 10 mL 上清液稀释至 100 mL 即为稀释 1000 倍的总糖水解液。

（3）还原糖和总糖的测定：分别吸取上述还原糖溶液和总糖溶液水解液 1 mL 于试管中，以制作标准曲线相同的方法加入 DNS 试剂 1 mL，沸水浴加热 5 min，取出冷却后再加入蒸馏水，摇匀，分光光度计 540 nm 处测定吸光值。还原糖和总糖各做 3 个平行实验。

（4）根据测定的吸光值，在标准曲线上查出相应的还原糖含量，并折算成样品中还原糖和总糖含量。

（5）计算：含糖量 = 糖量（mg）× 样品稀释倍数 ×100/ 样品量（mg）（%）。

还原糖和总糖的测定（3,5- 二硝基水杨酸法）的流程如图 4-6 所示。

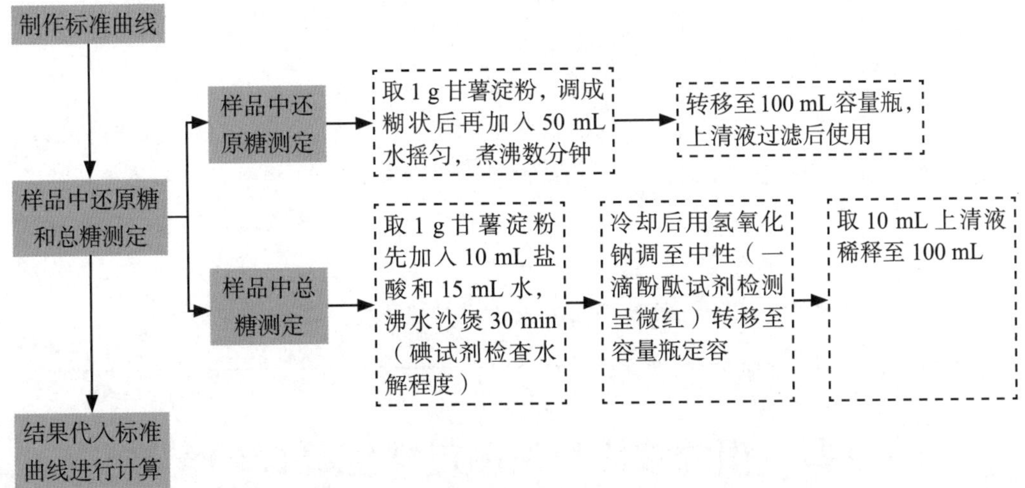

图 4-6　还原糖和总糖的测定（3,5- 二硝基水杨酸法）的流程

五、注意事项

1. 取浓酸浓碱时注意安全。

2. 先测未稀释的标准溶液及样品吸光度（吸光度要调整到 0.1 ～ 1），再根据吸光度调整稀释倍数。

六、问题与讨论

1. 糖包括哪些化合物?

2. 为保证实验中糖测定的准确性，应注意哪些操作事项?

课程思政案例 4–4

美拉德反应——还原糖与蛋白的碰撞

1908 年，Arthur Ling 无意中发现甘氨酸和葡萄糖混合后，加热到 120 ～ 150℃时，会形成褐色物质，并可以闻到香气。后续也有一些研究人员发现了这个现象。

Louise Maillard（路易斯·美拉德）为搞清楚反应的具体过程，解释褐色物质与香气的现象，用甘油和浓缩氨基酸反应，出现了褐色现象，通过检测确定得到了环甘氨酰甘氨酸与五甘氨酰甘氨酸两种主要的深色物质，并于1912年发表了相关论文；接着，他用糖代替了甘油，发现醛类物质（糖）与氨基酸的反应更为剧烈。

这就是美拉德反应：羰基物质（还原糖类，如葡萄糖、淀粉等）和氨基化合物（氨基酸，多肽，蛋白）发生反应，经过复杂过程后生产棕色甚至黑色的大分子物质，该反应的原理是还原糖的羰基和蛋白等物质的氨基反应。当某个蛋白和糖类物质加热后，该蛋白的氨基连上了糖，这也是我们常听到的，蛋白被“糖基化”，这个反应也是“美食的秘密”：烤串诱人的香气，变黑的面包，烘焙后咖啡散发的坚果香……有研究表明，美拉德反应的产物具有抗氧化，甚至具有抑菌作用。

实验四　钼酸铵比色法测定维生素C的含量

一、实验目的

掌握定量测定维生素C含量的原理及操作方法，了解水果蔬菜中维生素C的含量。

二、实验原理

维生素C是人类营养中最重要的维生素之一，缺少维生素C会产生坏血病，因此该物质又被称为抗坏血酸（ascorbic acid）。它对人体的代谢调节具有重要的作用。近年来，研究发现维生素C还能增强机体对肿瘤的抵抗力，并具有对化学致癌物的阻断作用。

维生素C是具有L系糖型的不饱和多羟基物，属于水溶性维生素。在植物的绿色部分及许多水果（如橘子、苹果、草莓、山楂等）、蔬菜（如菠菜、黄瓜、洋白菜、番茄等）中的含量丰富。

维生素C具有很强的还原性。它可分为还原型和脱氢型。金属铜和酶（抗坏血酸氧化酶）可以催化维生素C氧化为脱氢型。根据它具有还原性可测定金属含量。

磷钼酸盐经维生素C还原后，可生成亮蓝色钼蓝络合物，其颜色深浅与还原型维生素C含量成正比，在一定浓度范围内，服从比尔定律。此方法专一性强，操作简单且迅速准确。

$$H_3P(Mo_3O_{10})_4+Vc \longrightarrow \text{钼蓝}$$

三、实验材料

1. 主要试剂

（1）草酸（0.05 mol/L）-EDTA（0.2 mol/L）溶液：草酸 6.3 g，EDTA-Na_2 0.75 g，定容至 1000 mL。

（2）5% 钼酸铵溶液：5 g 钼酸铵，定容至 100 mL。

（3）偏磷酸 – 醋酸：3 g 偏磷酸，加 20% 冰醋酸 40 mL，加 5 mL 草酸 -EDTA，定容至 100 mL。

（4）硫酸（1∶19）。

（5）标准维生素 C（1 mg/mL）：准确称取 100 mg 维生素 C（应为洁白色，如变为黄色则不能用）溶于 10 mL 草酸 -EDTA 中，加 H_2O 定容至 100 mL，贮于棕色瓶中，冷藏。最好临用前配制。

2. 主要仪器与材料　菠菜、花菜、山楂、辣椒、离心机、搅拌器、分光光度计、天平、组织捣碎器、三角瓶、量筒、试管、恒温水浴锅、容量瓶（100 mL，250 mL）、锥形瓶（100 mL）。

四、内容与方法

1. 测定并绘制标准曲线　准备 8 个试管并标好序号，按表 4-4 依次进行分组加样，测定并绘制标准曲线。

表 4-4　分管与加样

试剂	管号							
	1	2	3	4	5	6	7	8（样品）
标准维生素 C/mL	0	0.1	0.2	0.3	0.4	0.5	0.6	5
H_2O/mL	1.0	0.9	0.8	0.7	0.6	0.5	0.4	0
草酸 -EDTA/mL	2.0	2.0	2.0	2.0	2.0	2.0	2.0	2.0
偏磷酸 - 醋酸 /mL	0.5	0.5	0.5	0.5	0.5	0.5	0.5	0.5
硫酸 /mL	1.0	1.0	1.0	1.0	1.0	1.0	1.0	1.0
钼酸铵 /mL	2.0	2.0	2.0	2.0	2.0	2.0	2.0	2.0
H_2O/mL	4.0	4.0	4.0	4.0	4.0	4.0	4.0	0
35℃恒温水浴 30 min								

2. 样品制备　称取样品 1 g，加 2 mL 草酸 -EDTA 溶液研磨匀浆，加 H_2O 定容到 20 mL，离心收集上清。

3. 计算　维生素 C 含量 $=CV_t/WV\text{m}\times 100$

C：测定液中维生素 C 含量；V_t：提取液总体积；W：样品重；V_m：测定液体积。

钼酸铵比色法测定维生素 C 的含量的流程如图 4-7 所示。

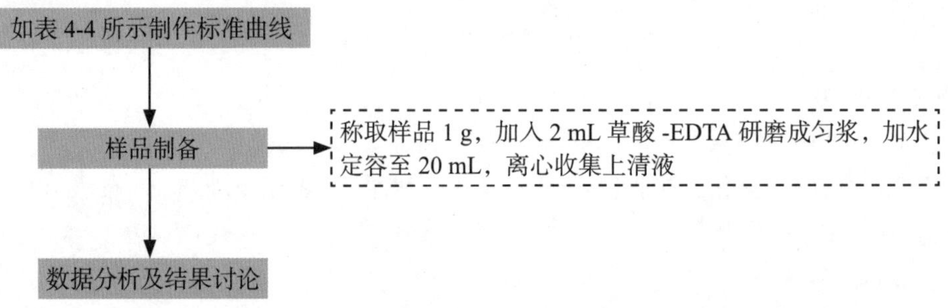

图 4-7　钼酸铵比色法测定维生素 C 含量的流程

五、注意事项

1. 某些水果、蔬菜（如橘子、番茄等）浆状物泡沫太多，可加数滴丁醇或辛醇。

2. 整个操作过程要迅速，防止还原型维生素 C 被氧化。过程一般不超过 2 min。如果样品含维生素 C 太高或太低，可酌情增减样液用量或改变提取液稀释度。

3. 本实验必须在酸性条件下进行。在此条件下，干扰物反应进行得很慢。

六、问题与讨论

1. 为了测得准确的维生素 C 含量，实验过程中都应注意哪些操作步骤？

2. 计算结果与实际样品中维生素 C 含量相比是高还是低？分析原因。

课程思政案例 4–5

在 18 世纪末和 19 世纪初的长途航海时期，由于缺乏新鲜水果和蔬菜，水手们常常患坏血病（scurvy）。这是一种维生素 C 缺乏导致的疾病，症状包括疲劳、牙龈出血、皮肤溃烂等。然而，在当时人们并不知道坏血病是由于缺乏某种特定物质导致的。直到 18 世纪末，英国皇家海军医生 James Lind（詹姆斯 · 林德）进行了一系列试验来研究坏血病的治疗。在其中一项试验中，他给予患者大剂量的柑橘类水果，并从中观察到他们的症状迅速改善。这个试验结果打破了当时人们对疾病原因的常见观念，即坏血病是一种传染病。随后的几十年里，科学家们继续探索维生素 C 的性质和功效。然而，维生素 C 的化学结构一直是个谜。直到 1932 年，医学生物化学家 Albert von Szent-Györgyi（阿尔伯特·冯·塞恩斯贝克）从柠檬中分离出了维生素 C，并鉴定其为抗坏血酸。

维生素C的发现对于人类健康和营养领域产生了深远影响。它不仅被证明是预防坏血病必需的营养素，还在许多其他生物学进程中发挥着重要作用，如抗氧化、免疫系统支持和胶原蛋白合成等。这个故事提醒我们，通过科学研究和实验证据，可以深入了解人体的营养需求，并改善人类健康。

实验五　卵磷脂的提取、纯化和鉴定

一、实验目的

掌握卵磷脂的提取鉴定的原理和方法；了解磷脂类物质的结构和性质。

二、实验原理

磷脂是生物体组织细胞的重要成分，主要存在于大豆等植物组织以及动物的肝、脑、脾、心等组织中，尤其在蛋黄中含量较多（10%左右）。卵磷脂和脑磷脂均溶于乙醚而不溶于丙酮，利用此性质可将其与中性脂肪分离开；此外，卵磷脂能溶于乙醇而脑磷脂不溶，利用此性质又可将卵磷脂和脑磷脂分离。

新提取的卵磷脂为白色，当其与空气接触后，其所含不饱和脂肪酸会被氧化而使卵磷脂呈黄褐色。卵磷脂被碱水解后可分解为脂肪酸盐、甘油、胆碱和磷酸盐。磷酸盐在酸性条件下与钼酸铵作用，生成黄色的磷钼酸沉淀；胆碱在碱的进一步作用下生成无色且具有氨和鱼腥气味的三甲胺。甘油与硫酸氢钾共热，可生成具有特殊臭味的丙烯醛。这样通过对分解产物的检验可以对卵磷脂进行鉴定。

三、实验材料

1. 主要试剂　95%乙醇、乙醚、丙酮、$ZnCl_2$、无水乙醇、10%氢氧化钠溶液、3%溴的四氯化碳溶液、硫酸氢钾；钼酸铵溶液（将6 g钼酸铵溶于15 mL蒸馏水中，加入5 mL浓氨水，另外将24 mL浓硝酸溶于46 mL的蒸馏水中，两者混合静置一天后再用）。

2. 主要仪器与材料　鲜鸡蛋、红色石蕊试纸、滤纸、蛋清分离器、恒温水浴锅、蒸发皿、漏斗、铁架台、磁力搅拌器、天平、25 mL量筒、100 mL量筒、干燥试管、小烧杯、大烧杯、玻璃棒。

四、内容与方法

1. 卵磷脂的提取　称取约10 g蛋黄于小烧杯中，加入温热的95%乙醇30 mL，边加边搅拌均匀，冷却后过滤。如滤液仍然混浊，可重新过滤直至完全透明。将滤液置于蒸发皿内，水浴锅中蒸干，所得干物即为卵磷脂。

2. 卵磷脂的纯化　取一定量的卵磷脂粗品，用无水乙醇溶解，得到约 10% 的乙醇粗提液，加入相当于卵磷脂质量的 10% 的 $ZnCl_2$ 水溶液，室温搅拌 0.5 h；分离沉淀物，加入适量冰丙酮（4℃）洗涤，搅拌 1 h，再用丙酮反复研洗，直到丙酮洗液近无色为止，得到白色蜡状的精卵磷脂；干燥；称重。

3. 卵磷脂的溶解性试验　取干燥试管，加入少许卵磷脂，再加入 1 ~ 2 mL 乙醚，用玻棒搅动使卵磷脂溶解，逐滴加入丙酮 1 ~ 3 mL，观察实验现象。

4. 卵磷脂的鉴定

（1）三甲胺的检验：取干燥试管一支，加入少量提取的卵磷脂以及 1 ~ 3 mL 10% 氢氧化钠溶液，放入沸水浴中加热 15 min，在管口放一片红色石蕊试纸，观察颜色有无变化，并嗅其气味。将加热过的溶液过滤，滤液供下面检验。

（2）不饱和性检验：取干净试管一支，加入 10 滴上述滤液，再加入 1 ~ 2 滴 3% 溴的四氯化碳溶液，振摇试管，观察有何现象产生。

（3）磷酸的检验：取干净试管一支，加入 10 滴上述滤液和 5 ~ 10 滴 95% 乙醇溶液，然后再加入 5 ~ 10 滴钼酸铵试剂，观察现象；最后将试管放入热水浴中加热 5 ~ 10 min，观察有何变化。

（4）甘油的检验：取干净试管一支，加入少许卵磷脂和 0.2 g 硫酸氢钾，用试管夹夹住并先在小火上略微加热，使卵磷脂和硫酸氢钾混熔，然后再集中加热，待有水蒸气放出时，嗅有何气味产生。

卵磷脂是一种重要的生理物质，又是一种天然的表面活性剂，具有极大的医学价值。因此开发卵磷脂提取纯化工艺迫在眉睫。

卵磷脂的提取、纯化和鉴定的流程如图 4-8 所示。

五、注意事项

1. 本实验中的乙醚、丙酮及乙醇为易燃药品，氯化锌具有腐蚀性，使用时要注意安全。

2. 加入乙醇时，要打开窗户，保持实验室的通风。

3. 在提取卵磷脂前，要确保样品的完整性和纯度。避免污染和杂质的引入，尽量避免使用已受损或变质的样品。

4. 在实验过程中，需要严格控制温度、pH 值等实验条件以保证结果的准确性和可重复性。注意控制实验过程中的各项参数，如溶剂的体积比例、搅拌速度等。

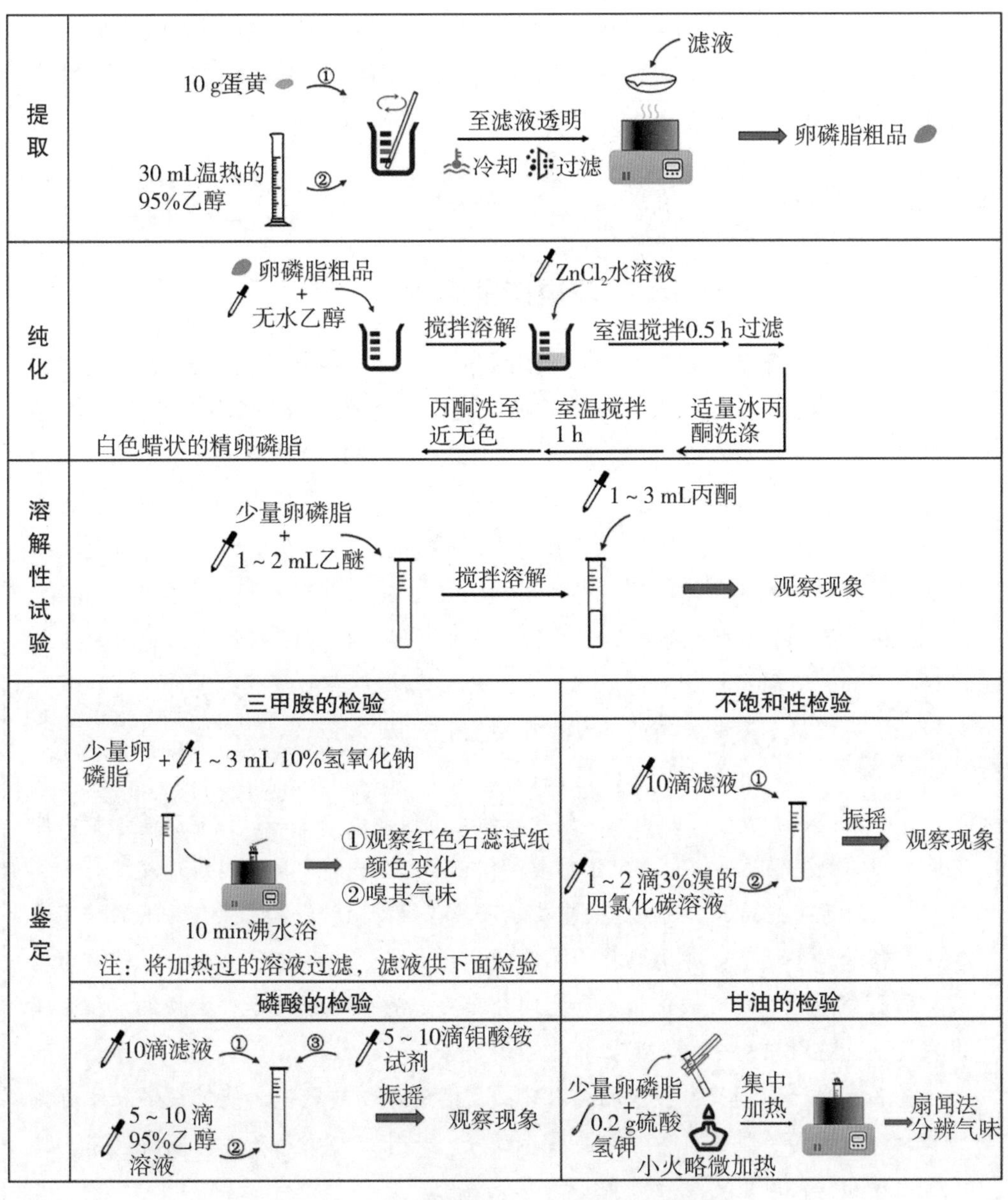

图 4-8　卵磷脂提取、纯化和鉴定的流程

六、问题与讨论

1. 卵磷脂的结构特点是什么？它们在细胞膜中的作用是什么？
2. 卵磷脂的提取方法有哪些？各自的优缺点是什么？
3. 在卵磷脂提取实验中，我们通常采用什么样的材料和试剂？它们的作用是什么？
4. 如何判断卵磷脂提取效果的好坏？有哪些检测方法可供选择？
5. 纯化卵磷脂的方法有哪些？请简要说明各自的原理。

6. 实验过程中，如何控制卵磷脂的氧化和降解？为什么要这样做？

7. 卵磷脂提取和纯化的过程可能对环境造成负面影响。你有没有想过如何减少实验对环境的危害？

课程思政案例 4–6

卵磷脂的发现

卵磷脂是最早被发现和研究的磷脂类物质之一。早在 19 世纪末期，德国生化学家 Ernst Albrecht Hoppe-Seyler 就开始研究卵黄的结构和成分，并于 1872 年发现了一种新的脂质，即磷脂。随后，其他科学家陆续对磷脂进行了研究，逐渐发现了磷脂的多种种类和结构。其中，卵磷脂是最早被发现和研究的磷脂类物质之一。19 世纪 90 年代，德国化学家 Theodor Langhans 从卵黄中分离并纯化了一种具有磷酸酯基团的物质，这就是卵磷脂。20 世纪初期，美国生物化学家 James B. Sumner 继续对卵磷脂进行了深入研究，并发现卵磷脂可以作为细胞膜的组成成分，影响细胞的结构和功能。随后，其他科学家陆续对卵磷脂进行了更加深入的研究，逐步揭示了该物质的多种生理功能和代谢途径。

卵磷脂的发现具有以下重大意义：

①细胞膜组成成分：卵磷脂是细胞膜的主要组成成分之一。细胞膜是细胞内外环境之间的关键隔离屏障，决定了物质和信息在细胞内外之间的传递和交换。通过对卵磷脂的研究，揭示了细胞膜的重要性及其在维持细胞结构和功能方面的作用。

②信号转导调节：卵磷脂作为细胞膜的组成成分，参与了细胞信号转导的调节。磷脂分子的不同磷酸化状态和空间分布可以影响细胞内各种生物化学和生理过程，如细胞增殖、分化、凋亡和代谢调控等。

③营养和代谢调节：卵磷脂是人体必需的营养物质之一，能够提供人体所需的磷脂酰胆碱和磷脂酰肌醇等重要营养成分。此外，卵磷脂还参与脂质代谢、胆固醇运输和转化等重要生理过程。

④医学应用：卵磷脂在医学领域具有广泛的应用价值。它可以作为药物和基因传递的载体，用于疾病治疗和基因治疗等领域。此外，卵磷脂还被广泛应用于制药工业中的药物包衣、乳化剂和稳定剂等方面。

总的来说，卵磷脂的发现对于揭示细胞结构和功能、理解生命活动的基本机制以及在医学和生物技术领域的应用具有重大意义。它为细胞生物学、生物化学和医学研究提供了重要的基础和理论支持。

课程思政案例 4–7

细胞膜的形成与功能

20 世纪 50 年代，细胞膜被认为是一种简单的脂质双层结构，它们把细胞内部和外部隔开，起到细胞保护和物质交换的作用。但是，在 20 世纪 60 年代，研究人员发现，细胞膜并不是一个固定的平面结构，它是一个动态的复杂体系，由许多不同的分子组成，如磷脂、蛋白质和碳水化合物等。

这时，一位美国生物学家 Seymour Jonathan Singer 和一位英国生物学家 Garth L. Nicolson 合作进行了卵磷脂研究。在实验中，他们使用一种称为“冷冻切片”技术，将细胞冷冻，并快速切开细胞，以便观察和分析细胞膜的结构。通过这种方法，他们成功地发现了卵磷脂分子在细胞膜中的存在和作用。

这项发现揭示了细胞膜的真正结构和功能，也为后来对细胞膜分子成分、形态和功能的研究奠定了基础。此外，这一发现也启示我们，通过不断尝试新的方法和技术，可以探索自然界中更深层次的生命基础科学，进而在医学和健康领域取得重要的突破。

实验六　可溶性糖的硅胶 G 薄层层析

一、实验目的

了解薄层层析的一般原理，掌握硅胶 G 薄层层析的基本技术及其在可溶性糖分离鉴定中的应用。

二、实验原理

薄层层析是一种广泛应用于氨基酸、多肽、核苷酸、脂肪类、糖脂和生物碱等多种物质的分离和鉴定的层析方法。由于层析是在吸附剂或支持介质均匀涂布的薄层上进行的，所以称之为薄层层析。

薄层层析的主要原理是，根据样品组分与吸附剂的吸附力及其在展层溶剂中的分配系数的不同而使混合物分离。当展层溶剂移动时，会带着混合样品中的各组分一起移动，并不断发生吸附与解吸作用以及反复分配作用。根据各组分在溶剂中溶解度不同和吸附剂对样品各组分的吸附能力的差异，最终将混合物分离成一系列的斑点。如果把标准样品在同一层析薄板上一起展开，便可通过在同一薄板上的已知标准样品的

Rf 值和未知样品各组分的 *Rf* 值进行对照，就可初步鉴定未知样品各组分的成分。

薄层层析根据所支持物的性质和分离机制的不同包括吸附层析，离子交换层析和凝胶过滤等。糖的分离鉴定可用吸附剂或支持剂中添加适宜的黏合剂后再涂布于支持板上，可使薄层粘牢在玻璃板（或涤纶片基）这类基底上。

硅胶 G 是一种已添加了黏合剂石膏（$CaSO_4$）的硅胶粉，糖在硅胶 G 薄层上的移动速度与糖的相对分子质量和羟基数等有关，经适当的溶剂展开后，糖在硅胶 G 薄析上的移动距离为戊糖＞己糖＞双糖＞三糖。若采用硼酸溶液代替水调制硅胶 G 制成的薄板可提高高糖的分离效果。如对已分开的斑点显色，而将与它位置相当的另一个未显色的斑点从薄层上与硅胶 G 一起刮下，以适当的溶液将糖从硅胶 G 上洗脱下来，就可用糖的定量测定方法测出样品中各组分的糖含量。

薄层层析的展层方式有上行，下行和近水平等。一般常采用上行法，即在具有密闭盖子的玻璃缸（即层析缸）中进行，将适量的展层溶液倒于缸底，把点有样品的薄层板放入缸中即可（图 4-9）。保证层析缸内有充分展层溶剂的饱和蒸气是实验成功的关键。

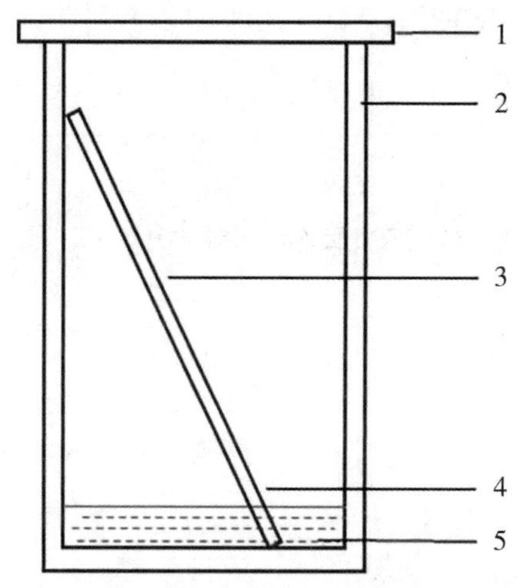

图 4-9　密闭式展层缸

1. 缸盖；2. 层析杠；3. 薄层板；4. 点样处；5. 展层溶液

与纸层析、柱层析等方法比较，薄层层析有明显的优点：操作方便，层析时间短，可分离各种化合物，样品用量少（0.1 μg 至几十微克的样品均可分离），比纸层析灵敏度高 10 ~ 100 倍，显色和观察结果方便，如薄层由无机物制成，可用浓硫酸、浓盐酸等腐蚀性显色剂。因此，薄层层析是一项实验常用的分离技术，其应用范围主要在生物化学、医药卫生、化学工业、食品和毒理分析等领域，也被广泛用于天然化合物的分离和鉴定。

三、实验材料

1. 主要试剂

（1）1% 糖标准溶液：取木糖、葡萄糖、蔗糖各 1 g，分别用 75% 乙醇溶解并定容到 100 mL。

（2）扩展剂：氯仿：甲醇 = 60：40。

（3）苯胺 – 二苯胺 – 磷酸显色剂：2 g 二苯胺，加 2 mL 苯胺，10 mL 85% 磷酸，1 mL 浓盐酸，100 mL 丙酮溶解混匀。

（4）其他：待测样品、0.1 mol/L 硼酸溶液。

2. 主要仪器与材料　玻璃板、毛细管、层析缸、烧杯、玻棒、电吹风、喷雾器、烘箱、尺、铅笔、木糖、葡萄糖、蔗糖、混合样品、硅胶 G。

四、内容与方法

1. 硅胶板制备　称取硅胶 G 粉 6 g，加入 12 mL 0.1 mol/L 硼酸溶液，搅拌至硅胶浆液分散均匀、黏稠度适中，然后铺板（将吸附剂浆液倒在玻璃上，然后倾斜使吸附剂漫布于玻板上面成薄层）。待薄层表面水分干燥后，置 110℃烘箱内活化 30 min。冷却至室温后取出，置于干燥器中备用。

2. 点样　取制备好的薄板一块，在距底边 2 cm 处划一条直线，在直线上每隔 1.5 ~ 2 cm 用铅笔作一个记号，共确定 4 个点。用毛细管吸取糖溶液，轻轻接触薄层表面，每次加样后原点扩散直径不超过 2 mm。在点样过程中，待样品点干燥后再点下一次。

3. 展层　将薄板有样品的一端浸入扩展剂，扩展剂液面应低于点样线。盖好层析缸盖，上行展层。当展层剂前沿离薄板顶端 2 cm 时，停止展层，取出薄板，用铅笔标出溶剂前沿界线，用热风吹干。

4. 显色　将苯胺 – 二苯胺 – 磷酸显色剂均匀喷在薄层上，在 60℃下烘干，即可显出各层析斑点（图 4-10），此显色剂可使各种糖显示出不同的颜色（表 4-5）。

5. 结果计算　测量各层析斑点中心到原点的距离和溶剂前沿到原点的距离，计算各层析点的 *Rf* 值，根据待测样品与标准样品的 *Rf* 值比较进行定性。

可溶性糖的硅胶 G 薄层层析实验的流程如图 4-11 所示。

五、注意事项

1. 制备薄板时，薄板的厚度及均一性对样品的分离效果和 *Rf* 值的重复性影响很大，普通薄层厚度以 250 μm 为宜。若用薄层层析法制备少量的纯物质时，薄板厚度可稍微大些，常见为 500 ~ 700 μm，甚至 1 ~ 2 mm。

2. 活化后的薄层析板在空气中不能放置太久，否则会因吸潮降低活性。

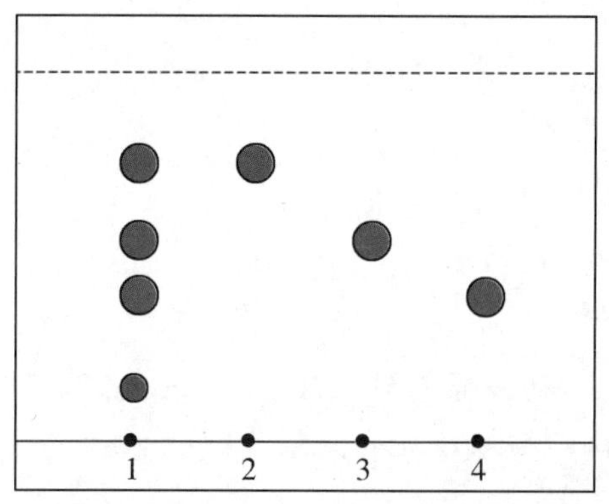

图 4-10　硅胶 G 薄层层析图谱（示意图）

1. 混合样品；2. 木糖；3. 葡萄糖；4. 蔗糖

表 4-5　糖的显色

糖的种类	木糖	葡萄糖	蔗糖
显色	黄绿	灰蓝色绿	蓝褐

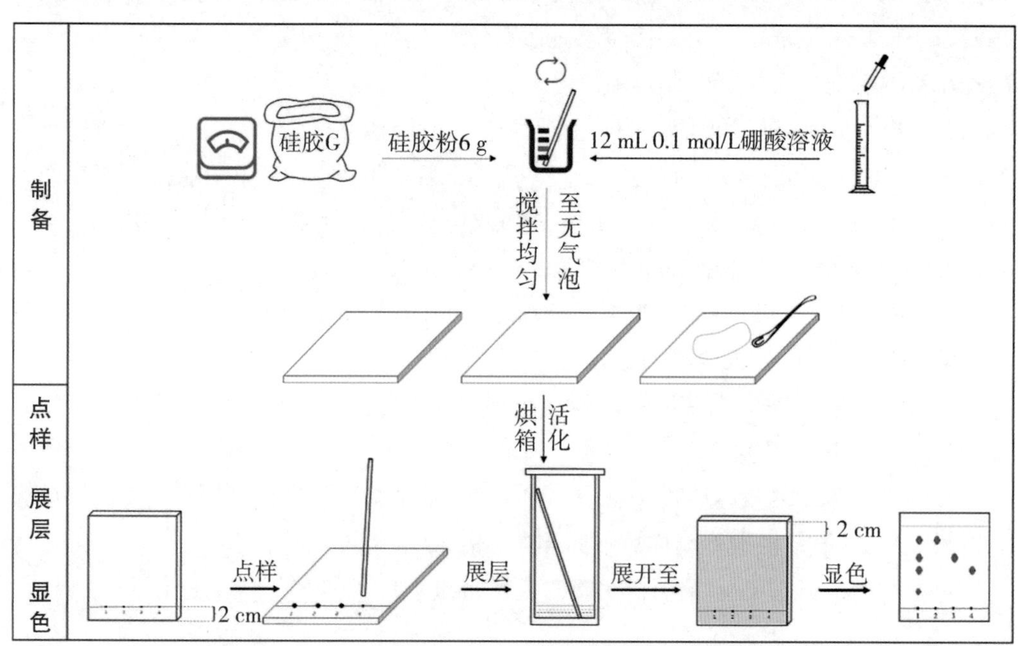

图 4-11　可溶性糖的硅胶 G 薄层层析实验的流程

3. 用于薄层层析的样品溶液的质量要求非常高，样品中必须不含盐，若含有盐分则会引起不严重的拖尾现象，甚至有时得不到正确的分离效果。

4. 样品的溶剂最好使用挥发性的有机溶液（如乙醇、氯仿等），不宜用水溶液，因为水分子与吸附剂的相互作用力较弱，当它占据了吸附表面上的活性位置时，就使吸附剂的活性降低，从而使斑点扩散。

5. 样品点样量不宜太多，若点样量超载（即超过该吸附剂负载能力），则会降低 *Rf* 值，层析斑点的形状被破坏。点样量一般为几微克到几十微克，体积为 1 ~ 20 μL。

6. 展层必须在密闭的器皿中进行，器皿事先应用展层溶液剂饱和，把薄板的点样端浸入展层剂中，深度为 0.5 ~ 1.0 cm。千万勿使点样斑点浸入展层溶剂中。

7. 展层溶剂的选择

（1）根据溶剂的结构、性质的不同而定，主要以溶液剂的极性大小为依据。在同一吸附剂上，溶剂极性越大，对同一物质的化合物的洗脱能力也越大，即在薄层板上把这一化合物推得越远，*Rf* 值也越大。若发现用一种溶液展开某一化合物，其 *Rf* 值太小，则可考虑换用另一种极性较大的溶剂，或在原来的溶剂中加入一定量极性较大的溶液进行展层。溶液极性大小次序如下：水＞甲醇＞正丙醇＞丙酮＞乙酸甲酯＞乙酸乙酯＞乙醚＞氯仿＞三氯甲烷＞苯＞三氯乙烯＞四氯化碳＞二硫化碳＞石油醚。

（2）根据被分离物质的极性和吸附剂的性质而定。在同一吸附剂上，不同化合物的吸附规律是：①饱和碳氢化合物不易吸附或吸附不牢。②不饱和碳氢化合物被吸附，含双键越多，吸附得越牢。③碳氢化合物被一个功能基取代后，其吸附性增大。各功能基使吸附性增大的递增顺序是：

$$—CH_3 \quad < \quad —O— \quad < \quad >C=O \quad < \quad —NH_2 \quad < \quad —OH \quad < \quad —COOH$$

在薄层上，对于吸附较大的化合物，一般需用极性较大的溶剂（展层剂）才能推动它。

（3）若样品组分具有酸碱性，则可将展层的 pH 作适当调整。若样品组分为碱性，则调节展层溶剂为碱性，以增加展层溶液的分辨率，使样品在薄板上展层后，斑点圆而集中，避免拖尾现象。当样品组分具有酸性时，调节展层溶剂为酸性，可得到圆而集中的斑点。

六、问题与讨论

1. 为什么选择硅胶 G 作为薄层层析材料？它有什么特点和优势？

2. 在可溶性糖的薄层层析实验中，通常使用哪种溶剂系统？为什么选择这种溶剂？

3. 硅胶 G 薄层层析实验中，你认为哪些因素可能会影响层析结果的准确性和重复性？为什么？

4. 是否有一种方式可以定量测量可溶性糖的含量？如果有，请简述其原理和操作步骤。

5. 本实验在操作过程中有哪些方面是实验成功的关键？

6. 分析本实验的层析图谱。

课程思政案例 4-8

硅胶 G 薄层层析的发现

硅胶G薄层层析是一种广泛应用于分离、纯化和定量不同类型化合物的技术，在化学、生物学和药学等领域发挥着重要作用。这项技术的启示故事与一位科学家的偶然发现有关。

20 世纪 50 年代，一位德国化学家 Egon Stahl 正在研究萘酸盐类的合成方法。在这个过程中，他使用一种新的分离方法，即在硅胶板上进行薄层层析。当他将某个化合物沿着硅胶板移动时，他注意到该化合物沿着不同的距离呈现出不同的颜色。这表明该化合物由多个组分组成，并展示了它们之间的互相作用。

Stahl 对这些实验结果感到好奇，并开始进一步研究这种现象。他最终建立了硅胶 G 薄层层析的方法，这种方法根据化合物的分子量、极性和其他特性，能够有效分离不同的化合物组分。

Stahl 的发现标志着硅胶 G 薄层层析技术的诞生。这项技术极大地促进了化学和药学等领域的研究和发展。此外，这一发现也告诉我们，科学家经常从意外和不同的领域获得启示，只要具有好奇心和创造力，就可以发现新的有用技术和知识。

课程思政案例 4-9

硅胶 G 的故事

Karl G. K. Siegert 是德国化学家，20 世纪 50 年代他在研究分离和提取天然产物中的化合物时，发现硅胶的吸附性能很好，可以有效地分离和纯化有机化合物。然而，他也注意到硅胶在处理某些化合物时会出现问题，例如热稳定性不佳、容易被水分影响等。

为了解决这些问题，Siegert 开始进行实验探索，并对硅胶结构进行了深入研究。通过不断的实验和优化，他成功地开发出了一种新型硅胶，即硅胶 G。

硅胶 G 相比传统硅胶具有更好的热稳定性和亲水性，因此可以更好地被应用于高温和潮湿条件下的化学反应和分离。此外，硅胶 G 还具有更均匀的孔径大小和更高的表面积，因而其吸附能力更优越。

随着硅胶G的推广和应用，其在分离和纯化天然产物、有机合成等领域发挥了重要作用。此外，硅胶G还被广泛应用于水处理、环境保护等领域，对我们的生活和产业的发展起到了积极的促进作用。

Siegert的工作体现了科学家通过实验和研究探索新的材料和方法，不断创新和提高技术性能的重要意义。这个故事告诉我们，只要持之以恒地进行科学研究和创新，就有可能发现并解决许多实际应用中的难题，推动技术进步和社会发展。

实验七　细胞核、细胞质蛋白的分离纯化及检测

一、实验目的

1. 掌握细胞核、细胞质蛋白抽提方法。
2. 了解BCA检测蛋白浓度的原理，并熟练掌握检测方法。

二、实验原理

研究细胞时经常要研究细胞的不同组分，而研究得最多的两个细胞组分就是细胞核和细胞质。分离细胞核蛋白和细胞质蛋白，不仅可以用于研究蛋白在细胞内的定位，而且很多时候分离出来的核蛋白可以用于转录调控方面的研究。本实验首先采用抽提试剂盒，在低渗透压条件下，使细胞充分膨胀，然后破坏细胞膜，释放出细胞质蛋白，通过离心得到细胞核沉淀，最后通过高盐的细胞核蛋白抽提试剂抽提得到细胞核蛋白。

聚氰基丙烯酸正丁酯（bicinchoninic acid，BCA）是一种稳定的水溶性复合物，在碱性条件下，二价铜离子可以被蛋白质还原成一价铜离子，一价铜离子可以和BCA相互作用，两分子的BCA螯合一个铜离子，形成紫色络合物（图4-12）。该复合物为水溶性，在562 nm处显示强吸光性，在一定浓度范围内，吸光度与蛋白质含量呈良好的线性关系，制作标准曲线，因此可以根据待测蛋白在562 nm处的吸光度计算待测蛋白浓度。

三、实验材料

1. 主要试剂　细胞核、细胞质蛋白抽提试剂盒，BCA蛋白浓度测定试剂盒等。
2. 主要仪器与材料　人胚胎肾细胞（HEK293）、离心机、酶标仪、移液器、涡旋仪、离心管等。

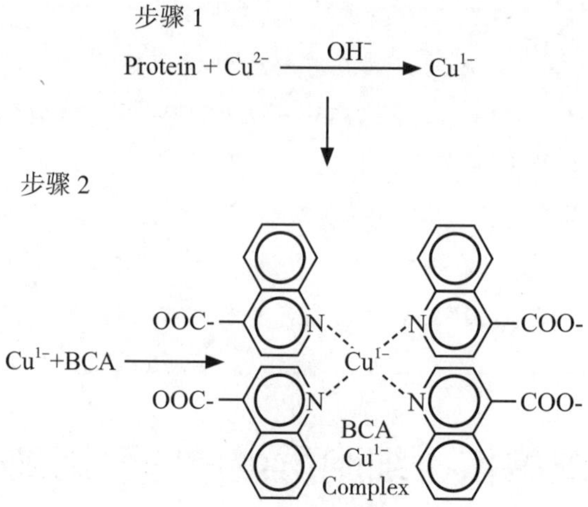

步骤 1

$Protein + Cu^{2-} \xrightarrow{OH^-} Cu^{1-}$

步骤 2

Cu^{1-}+BCA → OOC- N ⋯ Cu^{1-} ⋯ N -COO- (BCA Cu^{1-} Complex)

图 4-12 BCA 形成紫色络合物示意图

四、内容与方法

（一）细胞核、细胞质蛋白的分离纯化

1. 准备溶液　室温溶解试剂盒中的 3 种试剂，溶解后立即放置在冰上，混匀。取适当量的细胞质蛋白抽提试剂 A 备用，在使用前数分钟内加入 PMSF，使 PMSF 的最终浓度为 1 mmol/L。取适当量的细胞核蛋白抽提试剂备用，在使用前数分钟内加入 PMSF，使 PMSF 的最终浓度为 1 mmol/L。

2. 细胞处理　用 PBS 洗一遍，用细胞刮子刮下细胞，或用 EDTA 溶液处理细胞使细胞不再紧紧贴壁，并用微量移液器吹打细胞。离心收集细胞，尽最大努力吸尽上清，留下细胞沉淀备用。尽量避免用胰蛋白酶消化细胞，以免胰蛋白酶降解需抽提的目的蛋白。

3. 每 20 μL 细胞沉淀加入 200 μL 添加了 PMSF 的细胞质蛋白抽提试剂 A。（对于 200 万个 HeLa 细胞，其细胞沉淀的体积大约为 20 μL 或 40 mg。）

4. 最高速剧烈涡漩振荡 5 s，把细胞沉淀完全悬浮并分散开。（如果细胞沉淀没有完全悬浮并分散开，可以适当延长涡漩振荡时间。）

5. 冰浴 10 ～ 15 min。

6. 加入细胞质蛋白抽提试剂 B 10 μL。最高速剧烈涡旋振荡 5 s，冰浴 1 min。

7. 最高速剧烈涡旋振荡 5 s，4℃ 12 000 ～ 16 000 × g 离心 5 min。

8. 立即吸取上清至预冷的离心管中，即为抽提得到的细胞质蛋白。可以立即使用，也可以冻存。（千万不要触及沉淀，可以在沉淀上方保留极小体积的上清，以免触及沉淀。）

9. 对于沉淀，完全吸尽残余的上清，加入 50 μL 添加了 PMSF 的细胞核蛋白抽提试剂。（不吸尽上清会带来细胞质蛋白的污染。）

10. 最高速剧烈涡漩振荡 15 ~ 30 s，把细胞沉淀完全悬浮并分散开。然后放回冰浴中，每隔 1 ~ 2 min 再高速剧烈涡旋振荡 15 ~ 30 s，共 30 min。

11. 4℃ 12 000 ~ 16 000 × *g* 离心 10 min。

12. 立即吸取上清至预冷的离心管中，即为抽提得到的细胞核蛋白。可以立即使用，也可以 –70℃冻存。

（二）细胞核、细胞质蛋白浓度检测

1. 蛋白标准品的准备

（1）取 1.2 mL 蛋白标准配制液加入一管蛋白标准（30 mg BSA）中，充分溶解后配制成 25 mg/mL 的蛋白标准溶液。配制后可立即使用，也可以分装 –20℃长期保存。

（2）取适量 25 mg/mL 蛋白标准，稀释至终浓度为 0.5 mg/mL。例如取 20 μL 25 mg/mL 蛋白标准，加入 980 μL 稀释液即可配制成 0.5 mg/mL 蛋白标准。蛋白样品在什么溶液中，标准品也宜用什么溶液稀释，如 PBS 溶液。稀释后的 0.5 mg/mL 蛋白标准可以 –20℃长期保存。

2. BCA 工作液的配制　根据样品数量，按 50 体积 BCA 试剂 A 加 1 体积 BCA 试剂 B（50∶1）配制适量 BCA 工作液，充分混匀。例如 5 mL BCA 试剂 A 加 100 μL BCA 试剂 B，混匀，配制成 5.1 mL BCA 工作液。BCA 工作液室温 24 h 内稳定。

3. 蛋白浓度检测

（1）将标准品按 0、1 μL、2 μL、4 μL、8 μL、12 μL、16 μL、20 μL 加到 96 孔板的标准品孔中，加 PBS 溶液补足到 20 uL，相当于标准品浓度分别为 0、0.025 mg/mL、0.05 mg/mL、0.1 mg/mL、0.2 mg/mL、0.3 mg/mL、0.4 mg/mL、0.5 mg/mL。

（2）加适当体积样品到 96 孔板的样品孔中。如果样品不足 20 μL，加 PBS 溶液补足到 20 μL。请注意记录样品体积。

（3）各孔加入 200 μL BCA 工作液，37℃放置 30 min。（BCA 法测定蛋白浓度时，颜色会随着时间的延长不断加深，并且显色反应会因温度升高而加快。如果浓度较低，适合在较高温度孵育，或适当延长孵育时间。）

（4）用酶标仪测定 A_{562} 吸光值，记录数据。

（5）根据标准曲线和使用的样品体积计算出样品的蛋白浓度。

细胞核、细胞质蛋白的分离纯化及检测的流程如图 4-13 所示。

五、注意事项

1. 抽提蛋白时注意冰浴，严格控制各步骤时间。

2. BCA 检测蛋白浓度时，准确稀释标准品，精确吸取各溶液体积。

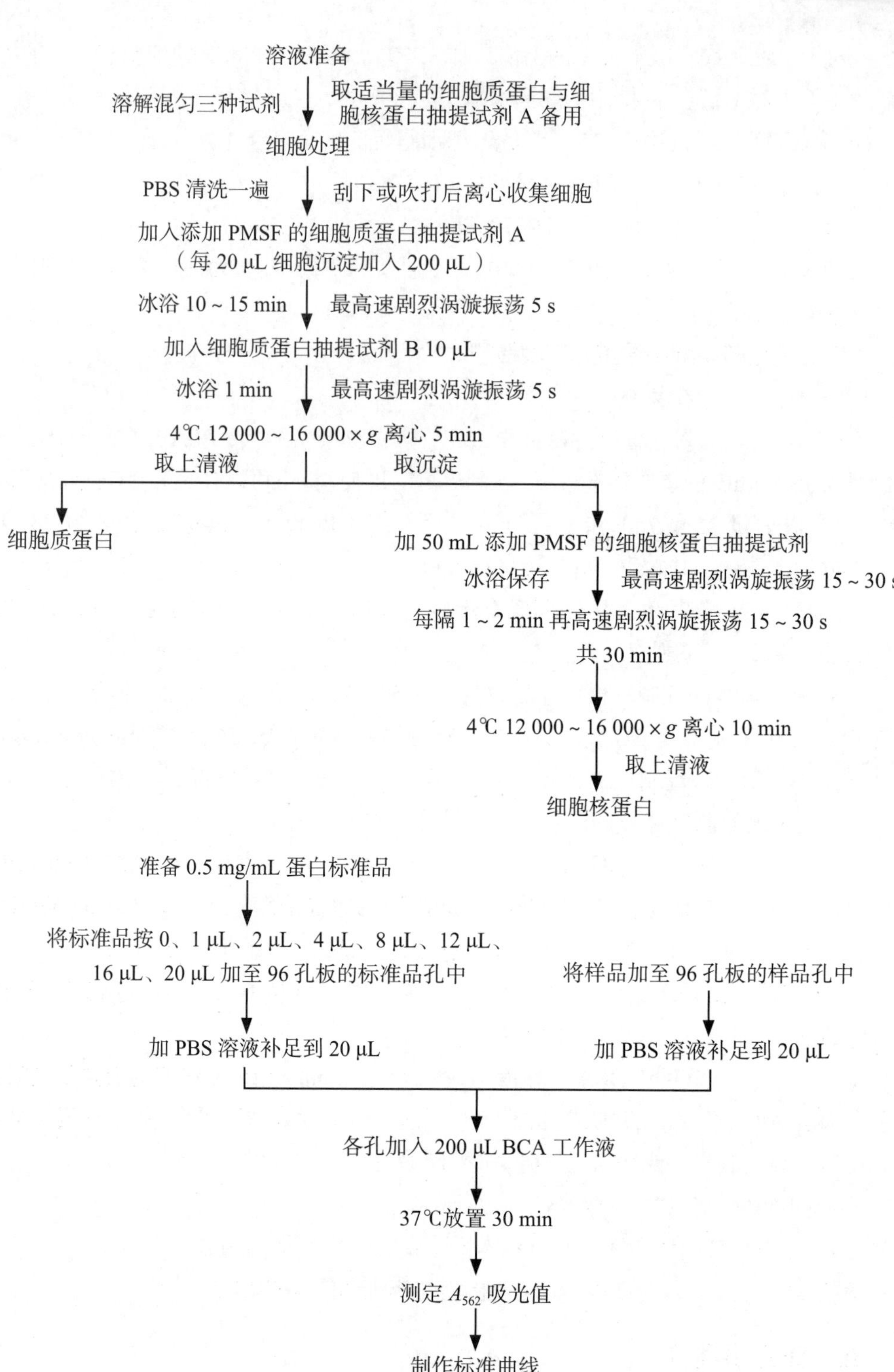

图 4-13　细胞核、细胞质蛋白的分离纯化及检测的流程

六、问题与讨论

1. 试分析本实验方法中的干扰因素。
2. 蛋白纯化有哪些常用方法?

课程思政案例 4–10

来自旧绷带的发现

19世纪中后期至20世纪初期，当中国正饱受着被列强敲开大门的耻辱，西方却经历着科学的革命，科学研究异常活跃。1868年前后，也就是孟德尔发现生物中存在遗传因子后的3年，年轻的瑞士科学家米歇尔以其独特的眼光，从医院垃圾堆里的旧绷上分离出脓细胞，进行详细的化学分析，从中获得一些重大的发现。米歇尔想搞清楚白细胞是由什么构成的。他先把细胞核收集起来，看看细胞核里究竟有些什么物质。当时，人们已经发现细胞中含有许多蛋白质，所以米歇尔首先考虑细胞核的主要物质是不是也是蛋白质呢？如果能被蛋白酶分解，那一定就是蛋白质。因为蛋白酶像一把切肉的“微型小刀”，专门切割蛋白质。

米歇尔将蛋白酶加入提取的细胞核物质中，等待细胞核物质的消失。结果发现，这些蛋白酶对细胞核物质束手无策。这说明，细胞核里主要成分不是蛋白质，那究竟是些什么物质呢？经过进一步研究发现，细胞核里充满了磷和氮的复合物。

米歇尔的导师，德国化学家霍佩・赛勒亲自用酵母做实验，结果证实米歇尔的发现是对的。由于这种物质是在细胞核中发现的，他们当时把这种物质命名为“核素”。后来证明，“核素”的酸性很强，故改称核酸。

不幸的是，米歇尔的科学发现太超前了，以致他的同时代人无法理解他的观点。加上他太过谨慎，不愿意将实验资料以论文的形式发表，人们很快就将他忘记了。人们重新想起他，恐怕是100多年后的事了，甚至核酸的重要性被重新认识，他的名字依然没有被人想起，可谓是科学史上的一个悲剧。

课程思政案例 4–11

离心机的发明与发展历史

在18世纪中期，安德鲁・弗斯特和瓦德斯瓦尔分别独立发明了离心机。弗斯特是一位英国牧师和自然哲学家，他发明了一种用于分离血液的离心机，称为

“血球计数器”。这种离心机采用一个装有轴的旋转臂，当血液进入离心机后，血液中的不同成分会在旋转过程中被分离出来，可以说此时的离心机还是比较粗糙的设备，远没有达到现在的精密度。

而在同一时代，丹麦物理学家和化学家瓦德斯瓦尔也发明了一种用于分离牛奶的离心机，称为“牛奶分离器”。这种离心机采用一个高速旋转的圆盘，牛奶被倒入圆盘后，其中的乳清和奶油会因为离心力的作用而分离。

到了19世纪和20世纪初期，离心机开始被广泛应用于工业生产中了。随着科技的不断进步，离心机的设计和性能也不断得到改善。例如，19世纪末期，瑞典科学家阿尔伯特·贝茨改进了离心机的设计，使其能够更快地分离和纯化生物样品，被称为“贝茨离心机”，并被广泛应用于生物化学领域。

随着电子技术的发展，到了20世纪中期时，离心机的转速和性能得到了进一步提高。在这个时期，出现了许多不同类型的离心机，如高速离心机、超速离心机和低温冷冻离心机等。这些离心机被广泛应用于生物医学领域，如血液分离、疫苗制备、基因克隆等。

后来出现的计算机技术与自动化技术，也为离心机的发展注入了强大动力，20世纪末和21世纪初的离心机，其自动化程度不断得到提高。例如，计算机控制和监测系统被广泛应用于离心机的操作和维护中，以提高效率和安全性。

实验八　蛋白质的含量——Folin-酚法测定

一、实验目的

学习Folin-酚法测定蛋白质含量的原理和方法。进一步掌握比色法或分光光度法在实际测量中的应用和注意事项。

二、实验原理

Folin-酚法是测定蛋白质含量的经典方法，它是在双缩脲法的基础上发展而来的。它操作简单、迅速、灵敏度高，较双缩脲法灵敏100倍。Folin-酚法所用的试剂由两部分组成，试剂A相当于双缩脲试剂。蛋白质中的肽键与试剂A中的碱性硫酸铜反应形成铜–蛋白质复合物。这个复合物可与试剂B中磷钼酸–磷钨酸发生氧化还原反应。由于磷钼酸与磷钨酸易被酚类化合物还原而呈蓝色反应。而蛋白质中的酪氨酸和色氨酸均可发生此呈色反应。颜色的深浅与蛋白质的浓度成正比。故可用比色法测定蛋白质的含量。此法易受蛋白质样品中酚类化合物及枸橼酸的干扰。另外，试剂 B 中的磷钼酸 – 磷钨酸仅在酸性条件下稳定，故在将试剂 B 加入碱性的铜 – 蛋白质溶液时，必须立即混合均匀，以确保还原反应能正常发生。此法也适用于酪氨酸和色氨酸的定量测定。

三、实验材料

1. 主要试剂

（1）Folin- 酚试剂甲

A：1 g Na_2CO_3、0.2 g NaOH 和 0.025 g 酒石酸钾钠（枸橼酸钠），溶解定溶至 50 mL。

B：0.5 g 硫酸铜溶于 100 mL 水溶液中，使用当天将 50 mL A 和 1 mL B 混合即得溶液（甲）。有效期为 1 天。

（2）Folin- 酚试剂乙。

（3）牛血清蛋白（500 μg/mL）。

（4）未知蛋白溶液：生物材料或样品，配制成溶液。

2. 主要仪器与材料　试管、试管架、分光光度计、微量移液器（0.1 mL、1 mL、5 mL）。

四、内容与方法

1. 标准曲线的绘制　取 7 支试管，做好标记，按表 4-6 加入试剂。将各管混合均匀，室温下放置 10 min。再各加入 0.25 mL Folin- 酚试剂乙，混合均匀，30 min 后，以 1 号管作空白，650 nm 波长下测定各管的吸光度，以吸光度为纵坐标，以牛血清白蛋白溶液为横坐标，绘制出牛血清白蛋白的标准曲线。

表 4-6　牛血清白蛋白标准曲线制作

	管号					
	1	2	3	4	5	6
牛血清白蛋白 /mL	0	0.1	0.2	0.3	0.4	0.5
蒸馏水 /mL	0.5	0.4	0.3	0.2	0.1	0
每管所含牛血清白蛋白的含量 /（μg/mL）	0	50	100	150	200	250
Folin- 酚试剂甲 /mL	2.5	2.5	2.5	2.5	2.5	2.5
室温下放置 10 min						
Folin- 酚试剂乙 /mL	0.25	0.25	0.25	0.25	0.25	0.25
OD_{650}						

2. 样品的测定　准确吸取一定样品，再加入蒸馏水使样品体积达到 0.5 mL，

加入 2.5 mL Folin- 酚试剂甲 10 min 后，再加 Folin- 酚试剂乙 0.25 mL，放置 30 min 后，以 1 号管为空白，于 650 nm 波长下测定吸光度由标准曲线查出样品的蛋白质浓度。

Folin- 酚法测定蛋白质含量的流程如图 4-14 所示 。

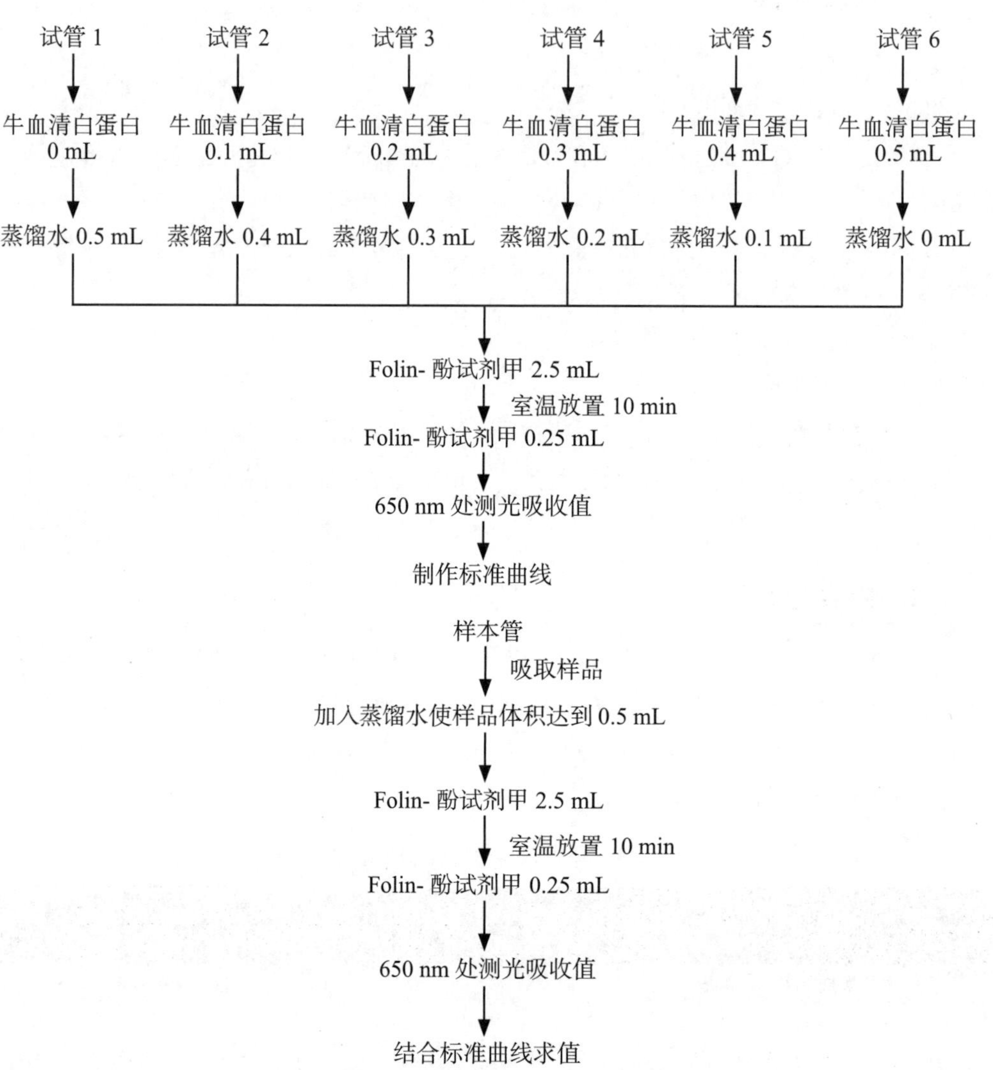

图 4-14　Folin- 酚法测定蛋白质含量的流程

五、注意事项

1. 样品应该经过除杂，或事先检测是否有其他酚类、枸橼酸杂质混在待测样品中。
2. 实验过程中应防止操作不规范而引入干扰杂质。

3. 应严格控制各步骤的反应时间。

六、问题与讨论

1. 试述 Folin- 酚法的优缺点。

2. 比较紫外分光光度法与比色法的异同。

课程思政案例 4-12

中国人工全合成牛胰岛素——应永被铭记的历史

20 世纪 50 年代，蛋白质是世界生物化学领域研究的热点。1955 年英国科学家 F·桑格率先测定了牛胰岛素的全部氨基酸序列，开辟了人类认识蛋白质分子化学结构的道路，也因此获得了 1958 年诺贝尔化学奖。虽然牛胰岛素的结构清楚了，但受限于当时的条件，要想人工合成是非常困难的事情。然而中国的科学家却是在那个时期极其困难的环境下攻克了这个科学难题，在实验室内首次人工合成了具有全部生物活力的结晶牛胰岛素。

当时中国没有任何蛋白质合成方面的经验，除了制造味精之外，甚至没有制造过任何形式的氨基酸，更不用说比氨基酸更加复杂的多肽合成，一切都是从零开始，摸着石头过河。

那时，胰岛素配套的 17 种氨基酸都需要进口，然而就在项目开始的前 1 年，苏联援华专家被撤走，中苏关系走向冰点，而当年欧美国家正在全力想把新中国扼杀在摇篮里，绝不可能从这些国家进口到合成牛胰岛素所需要的氨基酸。年轻的科学家们用几个月的时间亲手建立起了专门合成氨基酸的厂房，保证研究过程中氨基酸的供应。因陋就简，在一座老的大楼屋顶上搭起一个棚子，科学家们自己戴防毒面具去生产，一不怕苦，二不怕死，用大无畏精神实现跳跃，采摘挂在树梢上的科学胜利果实。

1959 年，项目开始几个月之后，邹承鲁领导的小组首先实现了天然胰岛素的拆合，为人工合成牛胰岛素的研究解决了第一个关键问题。1960 年 1 月，在全国第一次生化学术会议上，邹承鲁小组的年轻科学家杜雨苍代表全组发表了天然牛胰岛素拆合的研究成果，震惊了参会的所有人，但由于当时保密需要，这个重大研究成果并没有在国际上发表，也使之与诺贝尔奖擦肩而过。

后来在 1961 年，美国科学家安芬森完成了核糖核酸酶的二硫键的拆开和重建连接的工作，因此而获得了 1972 年诺贝尔化学奖。

资料来源：张令仪，秦咏梅 . 学习中国生化发展史，培养学生的有国情怀——回顾中国科学家人工合成牛胰岛素 的历程［J］. 2021，41（7）：1370–1374

课程思政案例 4–13

蛋白质组学：生命科学的里程碑

20 世纪中期，英国科学家 Francis Crick 首次提出分子生物学中心法则，这是 20 世纪生命科学领域最重要的发现之一。蛋白质是生命的物质基础，作为生物体活动功能的最终直接执行者，对生命活动的实现具有十分重要的作用，参与了生物体内几乎所有的生命活动过程。随着分子生物学技术的发展，蛋白质的诸多功能不断被研究和报道，如蛋白质可以作为离子通道参与信号转导等，人们愈发重视对蛋白质的研究。

21 世纪初，生命科学领域迎来了一个重要的里程碑——人类基因组草图的绘制完成。随着人类全基因组序列的破译和功能基因组学研究的展开，生命科学家越来越关注如何用基因组研究的模式开展蛋白质组学的研究。在 1994 年，澳大利亚科学家 Marc Wilkins 便提出了蛋白质组这一概念——表征基因组所能表达的全部蛋白。1997 年，蛋白质组学的概念产生，其研究的主要内容是细胞、组织或器官内的全部蛋白质。此后该学科迅速发展，并得到了生命科学研究领域的重视。

2001 年，国际人类蛋白质组组织（HUPO）正式宣告成立，推动了蛋白质组学研究领域的发展。在 2002 年国际蛋白质组研讨会上，科学家明确提出了开展“人类肝脏蛋白质组计划（HLPP）”的建议，并于 2003 年正式启动，至此，人类蛋白质组计划的帷幕正式拉开。该项目也是我国科学家在生命科学领域领导的一个重大国际合作项目。

目前蛋白质组学在细胞的增殖、分化、肿瘤形成等方面的研究中已经取得了不少成果和进展。尤其在癌症研究方面，已经鉴定了一批肿瘤相关蛋白，这为相关疾病的早期诊断、蛋白质药物靶标的发现、治疗和预后提供了重要依据和线索。

实验九　鸡蛋中卵清蛋白的提取及含量检测

一、实验目的

掌握盐析沉淀法提取鸡蛋卵清蛋白的提取。了解紫外吸收法测定蛋白质的含量的原理，掌握紫外分光光度的使用方法以及紫外分光光度法测定蛋白质含量的方法。

二、实验原理

沉淀法也称溶解度法。其纯化生物大分子物质的基本原理是，根据各种物质的结构差异（如蛋白质分子表面疏水基团和亲水基团之间比例的差异）来改变溶液的某些性质（如 pH、极性离子强度、金属离子等），就能使抽提液中有效成分的溶解度发生变化。换句话说，不同物质置入相同的溶液，溶解度是不同的；相同的物质置入不同的溶液，溶解度也是不一样的。因此选择适当的溶液就能使欲分离的有效成分呈现最大的溶解度，而使杂质呈现最小的溶解度，或者相反，有效成分呈现最小的溶解度，而杂质呈现最大的溶解度，然后经过适当的处理，即可达到从抽提液中分离有效成分的目的。

盐析法是根据蛋白质在稀盐溶液中，溶解度会随着盐浓度的增高而上升（盐溶），但当盐浓度增高到一定数值时，其溶解度又逐渐下降，直到蛋白质析出（盐析），盐析导致蛋白质分子表面电荷被中和，水化膜被破坏，最终引起蛋白质分子间相互聚集并从溶液析出。

蛋白质分子中存在含有共轭双键的酪氨酸和色氨酸，使蛋白质对 280 nm 的光波具有最大吸收值，在一定的范围内，蛋白质溶液的吸光值与其浓度成正比，可行定量测定。该法操作简单、快捷，并且测定的样品可以回收，低浓度盐类不干扰测定，故在蛋白质和酶的生化制备中被广泛采用。但此方法存在以下缺点：

1. 当待测的蛋白质中酪氨酸和色氨酸残基含量差别较大时会产生一定的误差，故该法适用于测定与标准蛋白质氨基酸组成相似的样品。

2. 若样品中含有其他在 280 nm 吸收的物质如核酸等化合物，就会出现较大的干扰。但核酸的吸收高峰在 260 nm，因此分别测定 280 nm 和 260 nm 两处的光吸收值，通过计算可以适当地消除核酸对于测定蛋白质浓度的干扰作用。但因为不同的蛋白质和核酸的紫外吸收是不同的，虽经校正，测定结果还存在着一定的误差。

三、实验材料

1. 实验试剂

（1）标准蛋白质溶液：准确称取经凯氏定氮校正的牛血清蛋白，配制成浓度为 1 mg/mL 的溶液。

（2）待测蛋白溶液：酪蛋白稀释溶液，使其浓度在标准曲线范围内。

2. 主要仪器与材料　鸡蛋、氯化钠、硫酸铵、移液管、试管、试管架、石英比色皿、紫外分光光度计等。

四、内容与方法

1. 卵清蛋白提取

（1）将鸡蛋一端敲一小孔，用吸管吸取卵清蛋白 2.5 mL，加生理盐水（0.9% 的氯化钠）2.5 mL 得到稀释液。

（2）逐滴加入饱和硫酸铵溶液 5 mL（边加边搅拌）静置 10 min，3000 r/min 离心 10 min，弃沉淀，取上清液。

（3）在上清液中加固体硫酸铵，至不能溶解硫酸铵为止，静置 10 min。

（4）置于离心管中以 3000 r/min 离心 10 min，弃上清液，沉淀用 5 mL 生理盐水溶解。分装，–20℃保存待用。

2. 标准曲线的制作

（1）按表 4-7 依次加入试剂。混匀后，选用 1 cm 的石英比色皿，在波长 280 nm 处测定各管的吸光值。以蛋白质的浓度为横坐标，吸光度为纵坐标，绘制出血清蛋白的标准曲线。

表 4-7　标准曲线的制作

	管号								
	1	2	3	4	5	6	7	8	样品
标准蛋白质溶液 /mL	0	0.5	1.0	1.5	2.0	2.5	3.0	4.0	1.0
蒸馏水 /mL	4	3.5	3.0	2.5	2.0	1.5	1.0	0	3.0
蛋白质浓度 /（mg/mL）	0	0.125	0.25	0.375	0.50	0.625	0.75	1.00	X
A_{280}									
A_{260}									

（2）未知样品的测定：取待测蛋白质溶液 1 mL，加入 3 mL 蒸馏水，在 280 nm 下测定其吸光度值，并从标准曲线上查出待测蛋白质的浓度。

鸡蛋中卵清蛋白的提取及含量检测的流程如图 4-15 所示。

五、注意事项

1. 蛋白质浓度过大，盐析时发生共沉，分离效果不好。蛋白质浓度太稀，耗盐量过大，蛋白质回收率较低。一般蛋白质浓度在 2.5% ~ 3.0% 较适中。

2. 蛋白质提取过程中须注意温度的控制，一般在 20℃以下进行。

3. 调节等电点一定要准确，在本实验中，球蛋白和卵清蛋白的等电点相差较小，若不准确，会导致蛋白质不纯。

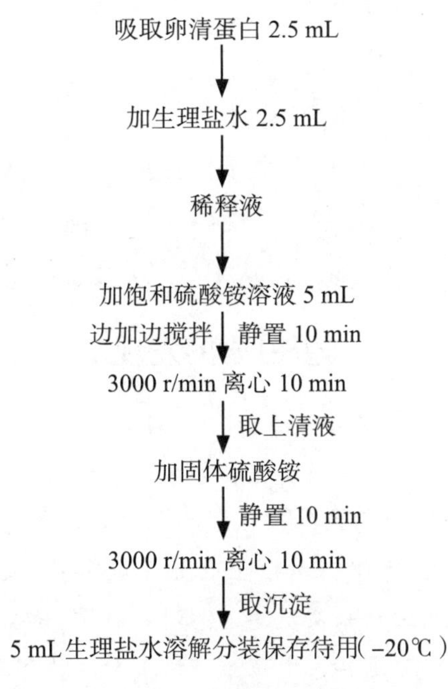
吸取卵清蛋白 2.5 mL
加生理盐水 2.5 mL
稀释液
加饱和硫酸铵溶液 5 mL
边加边搅拌
静置 10 min
3000 r/min 离心 10 min
取上清液
加固体硫酸铵
静置 10 min
3000 r/min 离心 10 min
取沉淀
5 mL 生理盐水溶解分装保存待用(–20℃)

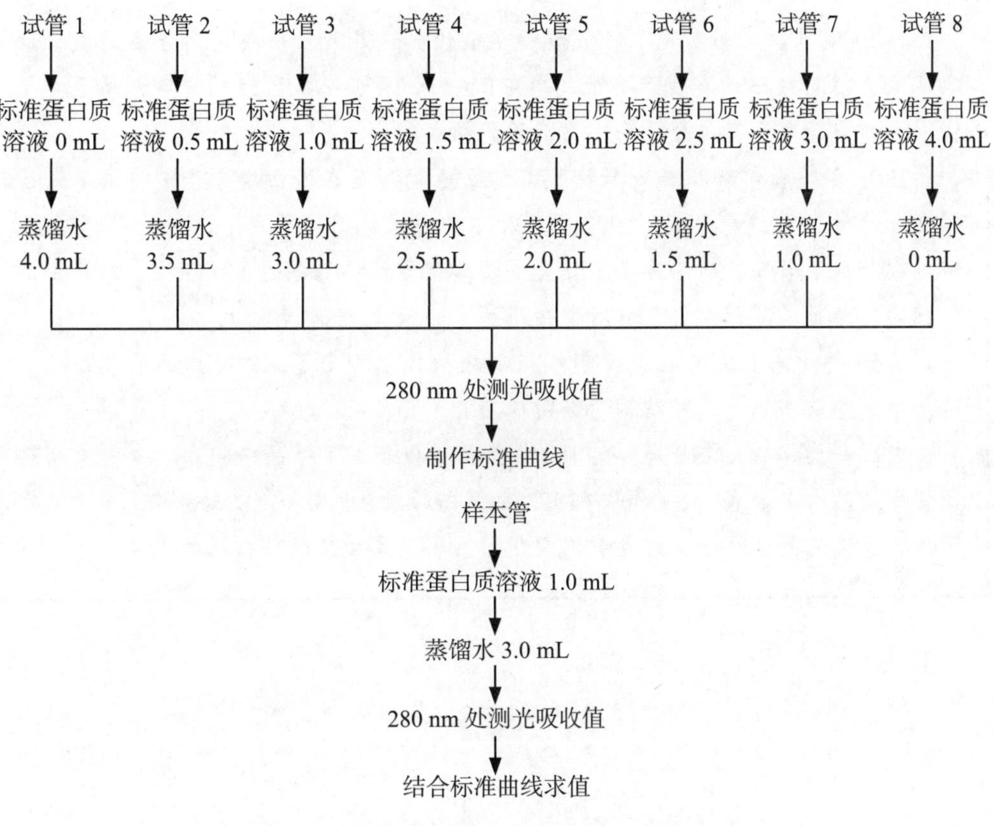
试管 1
试管 2
试管 3
试管 4
试管 5
试管 6
试管 7
试管 8
标准蛋白质溶液 0 mL
标准蛋白质溶液 0.5 mL
标准蛋白质溶液 1.0 mL
标准蛋白质溶液 1.5 mL
标准蛋白质溶液 2.0 mL
标准蛋白质溶液 2.5 mL
标准蛋白质溶液 3.0 mL
标准蛋白质溶液 4.0 mL
蒸馏水 4.0 mL
蒸馏水 3.5 mL
蒸馏水 3.0 mL
蒸馏水 2.5 mL
蒸馏水 2.0 mL
蒸馏水 1.5 mL
蒸馏水 1.0 mL
蒸馏水 0 mL
280 nm 处测光吸收值
制作标准曲线
样本管
标准蛋白质溶液 1.0 mL
蒸馏水 3.0 mL
280 nm 处测光吸收值
结合标准曲线求值

图 4-15　鸡蛋中卵清蛋白的提取及含量检测的流程

六、思考题

1. 试分析本实验方法中的干扰因素。
2. 为什么测定同一类甚至同一种物质的含量会有多种方法？

课程思政案例 4–14

蛋白质的发现史

蛋白质是由荷兰科学家格里特于 1838 年发现的。他观察到有生命的东西离开了蛋白质就不能生存。蛋白质是生物体内一种极重要的高分子有机物，占人体干重的 54%。蛋白质主要由氨基酸组成，因氨基酸的组合排列不同而组成各种类型的蛋白质。人体中有 10 万种以上的蛋白质。生命是物质运动的高级形式，这种运动方式是通过蛋白质来实现的，所以蛋白质有极其重要的生物学意义。人体的生长、发育、运动、遗传、繁殖等一切生命活动都离不开蛋白质。生命运动需要蛋白质，也离不开蛋白质。

1820 年布拉孔诺发现了甘氨酸和亮氨酸，这是最初被鉴定为蛋白质成分的氨基酸，以后又陆续发现了其他的氨基酸。到 19 世纪末已经搞清蛋白质主要是由一类相当简单的有机分子——氨基酸所组成。

1902 年菲舍尔和霍夫迈斯特各自独立地阐明了在蛋白质分子中将氨基酸连接在一起的化学键是肽键；1907 年菲舍尔又成功地用化学方法连接了 18 个氨基酸首次合成了多肽，从而建立了作为蛋白质化学结构基础的多肽理论。对蛋白质精确的三维结构知识主要来自对蛋白质晶体的 X 射线衍射分析。

1960 年肯德鲁首次应用 X 射线衍射分析技术测定了肌红蛋白的晶体结构，这是第一个被阐明了三维结构的蛋白质。

中国科学工作者在 1965 年用化学合成法全合成了结晶牛胰岛素，首次实现了蛋白质的人工合成；在 1969—1973 年，先后在 2.5 埃和 1.8 埃分辨率水平测定了猪胰岛素的晶体结构，这是中国阐明的第一个蛋白质的三维结构。

课程思政案例 4–15

鸡蛋新用途：可提取用于治疗癌症的蛋白质

鸡蛋是人们非常熟悉的一种食物，鸡蛋有很高的营养价值，是优质蛋白质、B 族维生素的良好来源，还能提供一定数量的脂肪、维生素 A 和矿物质等营养物质。除了食用，鸡蛋在制药领域或许还有大的用途：早先已有科学家通过鸡蛋来生产疫苗，而最新的研究科学家已成功在鸡蛋中培养出具有强大的抗癌和抗病毒作用的蛋白质。

在一项新研究中，研究人员对母鸡进行基因工程改造，以产生几种类型的细胞因子：干扰素 α2a（IFNalpha2a）和两种类型（人和猪）的融合集落刺激因子（CSF1）蛋白。干扰素 α2a 具有抗病毒特性，也可用于癌症治疗；而 CSF1 在组织修复过程中具有很大潜力。

为了培养这些细胞因子，研究人员将它们编码到母鸡的 DNA 中，这样蛋白质就会形成蛋白的一部分。然后，研究人员通过简单的纯化系统轻松提取细胞因子。研究小组指出，这种方法不会影响母鸡的健康，而且大量生产治疗性细胞因子将是一种更具成本效益的方法，因为只需要 3 个鸡蛋就能产生可用的剂量。

英国斯文顿生物科学健康科学战略负责人 Ceri Lyn-Adams 博士认为："这些近期研究结果为未来药物发现和开发更经济、基于蛋白质的药物的潜力提供了有希望的证据。"

这项研究发表在 *BMC Biotechnology* 上，该论文的第一作者 Lissa Herron 博士表示，该团队很高兴能够培养这项技术，未来不仅可以用于人类疾病治疗，还可以用于动物健康和科学研究等其他领域。

实验十　核糖核酸（RNA）的提取及鉴定

一、实验目的

以人类细胞系如 293T 细胞为材料，学习 TRIzol 法提取人类细胞总 RNA；掌握 RNA 纯度、浓度、质量的评价方法。

二、实验原理

RNA 是由 DNA 转录产生的，是基因表达的中间产物，具有多种生物学功能。如核糖体 RNA（rRNA）、转运 RNA（tRNA）、信使 RNA（mRNA）分别承担着合成蛋白质的肽键，转运氨基酸和承载编码信息的功能。分离纯化细胞产生的 RNA 在分子生物学研究中具有重要的作用。

RNA 核苷酸的 2 位羟基在碱性条件下去质子化，激活的氧原子可以亲核攻击（nucleophillic attack）3 位磷酸基团中的磷原子，促使电子发生转移，引起 5′羟基的解离，导致 RNA 降解。细胞本身含有 RNA 酶，能够降解 RNA；细胞外的 RNA 酶可能来自污染，如手上含有的 RNA 酶、空气中的真菌孢子、器皿上污染了 RNA 酶等。提取 RNA 的过程中要设法抑制 RNA 酶的活性。

细胞外的 RNA 酶的除去和抑制方法主要有使用抑制剂和高温处理方法。利用聚乙二醇（DEPC）处理，DEPC 是 RNA 酶的化学抑制剂，通过与 RNA 酶的活性基团组氨酸的咪唑环反应而使酶失活。因此，提取 RNA 的用具包括玻璃器皿、移液枪吸头、离心管，可以在 1% 的 DEPC 水中浸泡过夜，然后高压灭菌；其他用品如研钵、金属勺子可以在 180 ~ 200℃烤箱中烘烤 8 h 以上。

细胞里的 RNA 酶的抑制可以利用异硫氰酸胍和盐酸胍（guanidine），可以破坏蛋白质的高级结构。异硫氰酸胍在还原剂中可断裂蛋白质中的二硫键，在去污剂中可破坏疏水基团的疏水性。因此，在样品匀浆或裂解时，这些试剂不但可以裂解细胞、溶解细胞组分，还可以变性内源性的 RNA 酶，有机会提取到完整的 RNA。提取 RNA 的主要步骤有：破碎细胞，一般用机械破壁法（如超声波、液氮研磨）、酶法破壁等；除去与 RNA 结合的蛋白质、多糖、脂类等生物大分子；在样品处理过程中，抑制内源和外源 RNA 酶活性；除去基因组 DNA 分子；沉淀 RNA 或者利用硅胶柱分离 RNA 等。

三、实验材料

1. 主要试剂　氯仿、75% 乙醇、异丙醇、TRIzol 等。

2. 主要仪器与材料　培养好的 293T 细胞、冷冻离心机、离心管、DEPC- 水、处理的移液枪头、低温冰箱等。

四、内容与方法

1. 取 100 mg 人类细胞，加入 1 mL TRIzol 试剂，用振荡仪混匀。
2. 12 000 × g，4℃，离心 5 min。
3. 小心吸取上清液，移入新的离心管（指形管）中。
4. 加入 200 μL 氯仿，盖紧管盖，用手剧烈震荡 15 ~ 30 s（预防管盖弹开）。
5. 12 000 × g，4℃，离心 15 min。
6. 从离心机中小心取出离心管，可以观察到液体分为 3 层，上层为无色的上清液、中层为白色蛋白层、下面为氯仿层。小心吸取上层的上清液到新的离心管。

7. 向上清液中加入等体积的异丙醇，上下颠倒混匀，经常可以见到絮状沉淀。

8. 12 000 × g，4℃，离心 10 min。

9. 弃上清，加入 1 mL 75% 乙醇，用振荡仪震荡洗涤沉淀的 RNA。

10. 12 000 × g，4℃，离心 10 min；小心除去乙醇；室温下干燥 5 ~ 10 min，直到乙醇挥发干。

11. 加入 100 μL DEPC- 水溶解 RNA（振荡器混匀）。

12. 取 2 μL RNA，测量 260 nm 和 280 nm 下的吸收值，计算 RNA 浓度（A_{260} 为 1 时，RNA 的量等于 40 μg。A_{260}/A_{280} 为 1.8 ~ 2.0 表明 RNA 纯度高。利用琼脂糖凝胶可以检测 28 S rRNA、18 S rRNA、5 S rRNA 在胶上的比例进行判断。RNA 保存于 −80℃ 冰箱中。

鸡蛋中卵清蛋白的提取及含量检测的流程如图 4-16 所示。

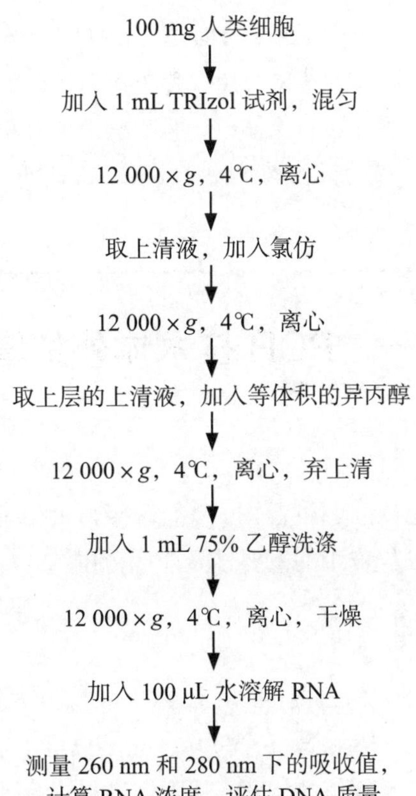

图 4-16　鸡蛋中卵清蛋白的提取及含量检测流程

五、注意事项

1. 尽量缩短 RNA 提取时间，减少 RNA 被 RNA 酶降解。

2. 减少 RNA 酶的可能内外源来源，抑制 RNA 酶的活力。

3. 提取过程在冰上或 4℃离心机上进行，此温度可降低 RNA 酶的活力，减少 RNA 的降解。

六、问题与讨论

1. 提取 RNA 和提取 DNA 在试剂和步骤上有什么区别？

2. 如何鉴定提取的 RNA 是否完整？

课程思政案例 4–16

RNA 包含许多种类，如 mRNA、rRNA、tRNA、snoRNA 等，承担着各种功能。有一类独特的 RNA 具有催化功能，称为核酶，如 I 型内含子和 RNase P，它们分别可以催化 RNA 的剪切和连接，证明了除了蛋白质可以催化化学反应外，RNA 也具有催化功能。因为这一发现，Thomas Cech 和 Sydney Altman 获得了 1989 年的诺贝尔化学奖。

实验十一　PCR 技术体外扩增 DNA

一、实验目的

掌握 PCR 基因扩增技术的具体操作过程；熟悉 PCR 基因扩增的基本原理；了解 PCR 基因扩增技术在 DNA 操作中的重要性及应用范围。

二、实验原理

聚合酶链反应（polymerase chain reaction，PCR）是 1986 年由 Kary Mullis 发明的。这项技术已被广泛应用于分子生物学各个领域，它不仅可用于基因分离克隆和核酸序列分析，还可用于突变体和重组体的构建、基因表达调控的研究、基因多态性的分析、遗传病和传染病诊断、肿瘤机制探查、法医鉴定等方面。PCR 技术已成为方法学上的一次革命，它的出现极大地推动了分子生物学的研究和发展。

PCR 技术实际上是在模板 DNA、引物和 4 种 dNTP 存在的条件下，依赖于 DNA 聚合酶的酶促反应。在反应中混合下列物质：模板 DNA、4 种 dNTP（包括 dATP、 dTTP、dGTP、dCTP）、引物、*Taq* DNA 聚合酶、缓冲液及 Mg^{2+}（$MgCl_2$），然后经下列过程大量扩增靶 DNA，类似于 DNA 的天然复制过程，其特异性依赖于靶序列两端互补的寡核苷酸引物。

1. PCR 分为 3 步

（1）变性：在高温条件下，DNA 双链解离形成单链 DNA。

（2）退火：当温度突然降低时引物与其互补的模板在局部形成杂交链。

（3）延伸：在 DNA 聚合酶、dNTPs 和 Mg^{2+} 存在的条件下，聚合酶催化以引物为起始点的 DNA 链延伸反应。

以上三步为一个循环，每一循环的产物可以作为下一循环的模板，几十个循环之后，介于两个引物之间的特异性 DNA 片段得到大量的复制，数量可达到 10^6 ~ 10^7 个拷贝。

2. 引物设计原则

（1）引物的长度一般为 15 ~ 30 bp，常用的是 18 ~ 27 bp，但不应大于 38 bp，因为过长会导致其延伸温度大于 74℃，不适于 *Taq* DNA 聚合酶进行反应。

（2）引物序列在模板内应当没有相似性较高，尤其是 3′端相似性较高的序列，否则容易导致错配。引物 3′端出现 3 个以上的连续碱基，如 GGG 或 CCC，也会使错误引发概率增加。

（3）引物 3′端的末位碱基对 *Taq* 酶的 DNA 合成效率有较大的影响。不同的末位碱基在错配位置导致不同的扩增效率，末位碱基为 A 的错配效率明显高于其他 3 个碱基，因此应当避免在引物的 3′端使用碱基 A。另外，引物二聚体或发夹结构也可能导致 PCR 反应失败。5′端序列对 PCR 影响不太大，因此常用来引进修饰位点或标志物。

（4）引物序列的 GC 含量一般为 40% ~ 60%，过高或过低都不利于引发反应。上下游引物的 GC 含量不能相差太大。

（5）引物所对应模板序列的 T_m 值最好在 72℃左右（T_m 值曲线以选取 72℃附近为佳，5′到 3′的下降形状也有利于引物引发聚合反应），至少要在 55 ~ 80℃之间。

（6）ΔG 值是指 DNA 双链形成所需的自由能，该值反映了双链结构内部碱基对的相对稳定性。应当选用 3′端 ΔG 值较低（绝对值不超过 9），而 5′端和中间 ΔG 值相对较高的引物。引物的 3′端的 ΔG 值过高，容易在错配位点形成双链结构并引发 DNA 聚合反应。

（7）引物二聚体及发夹结构的能值过高（超过 4.5 kcal/mol）易导致产生引物二聚体带，并且降低引物有效浓度而使 PCR 反应不能正常进行。

（8）对引物的修饰一般是在 5′端增加酶切位点，应根据下一步实验中要插入 PCR 产物的载体的相应序列而确定。

（9）其他需要注意的问题：①引物序列应该都是写成 5′到 3′方向的。② T_m 之间的差异最好控制在 1℃之内。③要设计引物首先要找到 DNA 序列的保守区。同时应预测将要扩增的片段单链是否形成二级结构。如这个区域单链能形成二级结构，就要避开它。④引物应用核酸系列保守区内设计并具有特异性。⑤产物不能形成二级结构。⑥碱基要随机分布。⑦引物自身不能有连续 4 个碱基的互补。⑧引物 3′端要避开密码子的第 3 位。

三、实验材料

1. 主要试剂　*Taq* DNA 聚合酶（5 U/ mL）、10 × PCR 缓冲液（Mg^{2+} Plus）、dNTP 混合液（每种 10 mmol/L）、DNA 模板、上游引物、下游引物、ddH_2O 等。

2. 主要仪器与材料　模板 DNA、PCR 小管、离心管、冰盒、PCR 仪、小型涡旋机、小型离心机、微量移液器（10 μL、100 μL 等）。

四、内容与方法

1. 在一个无菌的 200 μL 离心管内加入 PCR 混合液 25 μL 混匀（表 4-8）。

表 4-8　PCR 反应体系

反应体系各成分名称	反应体系各成分浓度	各成分体积 /μL
ddH_2O		17.8（无须另加 Mg^{2+}）或 16.3（加 Mg^{2+}）
PCR 缓冲液	10 ×	2.5
dNTP	2.5 mmol/L	1.5
$MgCl_2$	25 μmol/L	1.5
前向引物	10 μmol/L	1.0
反向引物	10 μmol/L	1.0
Taq DNA 聚合酶	5 U/μL	0.2
模板 DNA	50 ng/μL	1.0
合计		25

2. 将离心管放入 PCR 仪反应仓中。

3. 设置 PCR 反应条件为延伸时间按照每 1 kb/min 设置。

4. 采用 1.0% 琼脂糖凝胶电泳分析 PCR 产物的量、引物扩增的特异性，根据标准 DNA 的量粗略计算 PCR 产物的总量，电泳方法见实验二 DNA 的琼脂糖电泳。

PCR 技术体外扩增 DNA 的流程见图 4-17 所示。

五、注意事项

1. 注意事项

（1）用 PCR 扩增目的基因多采用商品试剂盒。若自己配制试剂，配好后必须高温高压灭菌。

PCR 混合液 25 μL（含引物、模板、dNTPs、DNA 聚合酶、缓冲液）

↓

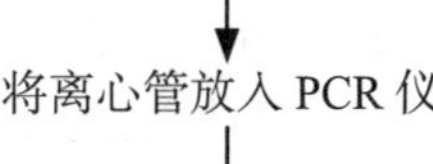

将离心管放入 PCR 仪

↓

设置 PCR 反应条件为：起始变性 94℃ 2 ～ 3 min，循环：变性 94℃ 10 ～ 30 s、退火 50 ～ 60℃ 30 s、延伸 72℃（1kb/min），一般运行 30 ～ 35 个循环，最后延伸 5 ～ 10 min

↓

电泳分析 PCR 结果

图 4-17　PCR 技术体外扩增 DNA 流程

（2）用于 PCR 扩增的模板 DNA 一定要纯，以防止反应体系被痕量非目的基因模板污染。

（3）吸加 PCR 试剂时戴上新塑料手套，并在超净工作台上操作，避免操作不当造成污染。

2. PCR 常见问题及分析

（1）假阳性：PCR 反应十分灵敏，极微量的模板污染就可以造成假阳性的出现，操作人员身体表面、阳性标本、实验室的一切试剂、器材及仪器或者其他与扩增产物接触的物品都是潜在的污染源，从标本的采集、运输、处理过程到 PCR 的操作应严格遵守操作规程。为了监控 PCR 实验的污染情况，应该同时设立阴性对照，重复试验，甚至对 PCR 产物进行测序分析，以鉴定扩增片段的正确性。

（2）假阴性：假阴性在 PCR 反应过程中也较容易出现。常见原因主要有以下几个方面：标本处理不当造成靶 DNA 的丢失、降解，或者存在抑制 PCR 反应的杂质；PCR 反应体系中 *Taq* DNA 聚合酶失活、Mg^{2+} 浓度过低或者没有添加；引物设计不合理、存在二级结构；PCR 循环退火温度过高或者 PCR 仪显示温度与实际运行温度不符；PCR 产物在鉴定的过程中没有加入溴化乙锭或电泳时间过长等，在 PCR 反应中设立阳性对照，一旦发现假阴性结果，从上述几个方面分析原因。

（3）引物二聚体：产生引物二聚体的原因有：①两条相同的引物或者不同引物分子之间存在较多的碱基配对，特别是引物 3′ 端有互补区域；② PCR 反应体系中引物与模板比例过高；③ PCR 反应过程中退火温度设定过低或循环次数过多。

（4）非特异性 PCR 扩增：常见的造成非特异性 PCR 扩增的原因如下。①引物特异性不高或用量过多；② *Taq* DNA 聚合酶质量不好或者用量偏高；③ Mg^{2+} 浓度过高；④退火温度过低，退火以及延伸时间过长；⑤循环次数过多。预防措施：选择特征性强的序列来进行引物设计，使用纯度较高的引物、酶、Mg^{2+}、模板 DNA 都是有效的方法，必要时还可以使用提高特异性的添加剂。

3. PCR 污染及预防措施　潜在的污染源包括待检者、操作人员身体表面，实验室的一切试剂、器材及仪器或其他与扩增产物接触的任何东西都可能成为潜在的污染源。

（1）预防措施：①分开操作区域。在专用超净工作台进行样品制备，专设工作台进行 PCR 操作，PCR 产物在另一工作台进行结果分析；所有工作区域应经常使用紫外线消毒。②耐高压的试剂及器材应高压灭菌，但酶、引物、dNTPs、加样器等不能高压灭菌，以免试剂失活或器材损坏。③使用一次性吸头、离心管等。④小量分装所有试剂。⑤样品制备应按无菌操作原则进行，避免样品间相互污染。⑥操作者戴手套操作，且应勤换手套。⑦用于 PCR 的加样器绝不能用于 PCR 产物分析。⑧每次 PCR 操作都应设阳性及阴性对照：阳性对照使用能出现扩增条带的最低量的标准病原体 DNA，阴性对照不加模板或加其他来源的 DNA，试剂加样操作取量同待测标本。

（2）污染源的处理：①稀酸或 84 消毒液处理法。用 1 mol/L HCl 或适量 84 消毒液处理污染源，使残存的 DNA 脱嘌呤降解。②紫外线照射法。选用波长 254 ~ 300 nm 的紫外线照射 30 min 即可。紫外线对 500 bp 以上 DNA 片段有效，对短片段效果不大。③反应液污染的处理。在 PCR 反应液（不含 Taq DNA 聚合酶和模板）中加入 0.5 U *DNase* Ⅰ或核酸内切酶（如 10 U 的 *Msp* I），室温下 30 ~ 60 min。加热灭活 *DNase* Ⅰ或核酸内切酶，再加入 *Taq* DNA 聚合酶和模板做 PCR。

课程思政案例 4-17

1957 年，美国科学家阿瑟·科恩伯格（Arthur Kornberg）首次在大肠埃希菌中发现 DNA 聚合酶，与他以前的导师共同获得了 1959 年的诺贝尔生理或医学奖。发现 DNA 聚合酶之后，人们开始用它进行基因的扩增。大肠埃希菌 DNA 聚合酶是在常温下发挥聚合作用的，但是 DNA 在体外聚合的过程中，需要用高温（94 ~ 98℃）将 DNA 双链打开，引物才可以结合到每一条链上。然而在高温调节下，大肠埃希菌 DNA 聚合酶就失活了，因此在 DNA 扩增过程中需要一直不断添加 DNA 聚合酶。1983 年，Kary Mullis 推测温泉中的微生物耐热，它们的聚合酶也应该耐热，因此，他从黄石公园温泉里的微生物水生栖热菌（*Thermus aquaticus*）中分离到了 DNA 聚合酶（*Taq* DNA 聚合酶），并建立了聚合酶反应（PCR）而获得 1993 年诺贝尔化学奖。

六、问题与讨论

1. PCR 扩增包括哪 3 个主要步骤，并简述原理。

2. 设计引物扩增某目的基因片段（理论长度 700 bp），分析 PCR 产物时出现 300 bp 和 700 bp 的条带，试分析原因。

3. 举例说明 PCR 技术的应用。

实验十二　凝胶电泳技术进行 PCR 产物鉴定

一、实验目的

掌握 DNA 琼脂糖凝胶电泳结果的检测和分析；熟悉琼脂糖凝胶的配制及 DNA 琼脂糖凝胶电泳操作；了解琼脂糖凝胶电泳的原理。

二、实验原理

琼脂糖凝胶电泳是用琼脂糖作支持介质的一种电泳方法。琼脂糖是由 β-D- 吡喃型半乳糖和 3,6- 脱水 -β-L- 吡喃型半乳糖以糖苷键（1,3-1,4）相互交替连接而成的一种线性半乳多聚糖，能够在热的溶剂中溶化并在冷却过程中形成凝胶。琼脂糖凝胶电泳是分离、纯化、鉴定 DNA 片段的典型方法，其特点为简便、快速。在 pH 为 8.0 ~ 8.3 时，核酸分子碱基几乎不解离，磷酸全部解离，核酸分子带负电，在电场中向正极移动。

由于核酸分子结构的重复性，核苷酸数相同的不同核酸几乎具有等量的净电荷，所以在电场中核酸携带的电荷差异几乎不造成核酸迁移率的差异，而真正决定核酸分子在某一特定电场下的电泳迁移率因素，是核酸分子的大小和构象。在适当浓度的琼脂糖凝胶介质作为电泳支持物，通过琼脂糖的分子筛作用，使大小和构象不同的核酸分子泳动距离出现较大的差异，从而达到分离核酸片段并检测其大小的目的（表 4-9）。在凝胶中加入少量溴化乙锭（EB），其分子可插入 DNA 的碱基之间，形成一种光络合物，在 254 ~ 365 nm 波长紫外线照射下，呈现橘红色的荧光，因此可对分离的 DNA 进行检测。电泳时以溴酚蓝作为电泳指示剂。其目的有：①增大样品密度，确保 DNA 均匀进入样品孔内；②使样品呈现颜色，了解样品泳动情况，使操作更为便利。

表 4-9　线状 DNA 片段分离的有效范围与琼脂糖凝胶浓度关系

琼脂糖凝胶的百分浓度 /%	分离线状 DNA 分子的有效范围 /kb
0.3	5 ~ 60
0.6	1 ~ 20
0.7	0.8 ~ 10
0.9	0.5 ~ 7
1.2	0.4 ~ 6
1.5	0.2 ~ 4
2.0	0.1 ~ 3

三、实验材料

1. 主要试剂

（1）TAE 缓冲液（5×）：称取 Tris 54 g，冰醋酸，并加入 0.5 mol/L EDTA（pH 8.0）20 mL，定溶至 1000 mL。电泳时 5 倍稀释使用。

（2）上样缓冲液（6×）：0.25% 溴酚蓝，30% 甘油。

（3）溴化乙锭溶液：5 mg/mL 的溴化乙锭，避光保存。

（4）0.7% 琼脂糖：用 1×TAE 溶液配制。

2. 主要仪器与材料　质粒 DNA 和标准相对分子质量的 DNA 标记、刀片、电泳仪、水平电泳槽、微波炉、紫外分析仪、天平、离心机、水浴锅等。

四、内容与方法

1. 琼脂糖凝胶电泳分离 PCR 产物 DNA

（1）准备：取琼脂糖 1.0 g，加入 100 mL 1×TAE 电泳缓冲液于 250 mL 烧瓶中，加热溶解。将溶液冷却到 50 ~ 60℃，加入溴化乙锭到终浓度为 0.5 μg/mL。

（2）胶板制备：取电泳槽内的有机玻璃内槽（制胶槽）洗干净，晾干，放入制胶玻璃板。取透明胶带将玻璃板与内槽两端边缘封好，形成模子。将内槽置于水平位置，并在固定位置放好梳子。将冷却到 50 ~ 60℃的琼脂糖凝胶液混匀小心地倒入内槽玻璃板上，使胶液缓慢展开，直到整个玻璃板表面形成均匀胶层。室温下静置直至凝胶完全凝固，垂直轻拔梳子，取下胶带，将凝胶及内槽放入电泳槽中。添加 1×TAE 电泳缓冲液至没过胶板为止。

（3）加样：在点样板或封口膜（parafilm）上按 1∶1 比例混合 DNA 样品和上样缓冲液，用 10 μL 微量移液器分别将样品加入胶板的样品小槽内，为防止污染，每加完一个样品要更换吸头，加样时勿碰坏样品孔周围的凝胶面（注意：加样前要先记下加样的顺序）。

（4）电泳：加样后的凝胶板立即通电进行电泳，电压 60 ~ 100 V，样品由负极（黑色）向正极（红色）方向移动。电压升高，琼脂糖凝胶的有效分离范围降低。当溴酚蓝移动到距离胶板下沿约 1 cm 处时，停止电泳。

（5）观察照相：取出凝胶，在紫外灯下观察，DNA 存在则显示出红色荧光条带，采用凝胶成像系统拍照保存。

2. PCR 产物分析

采用 1.0% 琼脂糖凝胶电泳分析 PCR 产物的量、引物扩增的特异性，根据标准 DNA 的量粗略计算 PCR 产物的总量。

凝胶电泳技术进行 PCR 产物鉴定的流程见图 4-18。

配制琼脂糖凝胶（一般为 1% 凝胶，用 TAE 缓冲液，加热琼脂糖融化完全）

↓

融化的琼脂糖导入制胶板内，冷却凝固后，将胶块放入槽内水平位置

↓

添加 1 × TAE 电泳缓冲液至没过胶板为止

↓

加样（按比例混合 DNA 样品和上样缓冲液）

↓

加样后的凝胶板立即通电进行电泳，电压 60 ～ 120 V，
样品由负极（黑色）向正极（红色）方向移动

图 4-18　凝胶电泳技术进行 PCR 产物鉴定的流程

五、注意事项

1. 溴化乙锭是一种强致突变剂，在操作和配制试剂时应戴手套。

2. 琼脂糖凝胶电泳浓度通常在 0.5% ～ 2%，低浓度的用来进行大片段核酸的电泳，高浓度的用来进行小片段分析。低浓度胶易碎。注意高浓度的胶可能使分子大小相近的 DNA 带不易分辨，造成条带缺失现象。

3. 常用的缓冲液有 TAE 和 TBE，而 TBE 比 TAE 有着更好的缓冲能力。使用新制的缓冲液可以明显提高电泳效果。电泳缓冲液多次使用后，离子强度降低，pH 上升，缓冲性能下降，可能使 DNA 电泳产生条带模糊和不规则的 DNA 带迁移的现象。

4. 紫外灯下切下含待回收 DNA 的凝胶时，要衬以干净的塑料薄膜，使用无 DNA 污染的新刀片，其目的在于防止外源 DNA 的污染。

5. 在紫外线下观察切割条带时，操作要快，DNA 条带在紫外线下的暴露时间应尽量短，因紫外线会引起 DNA 变异。

六、问题与讨论

1. 琼脂糖凝胶电泳中影响 DNA 迁移率的因素有哪些？这些因素如何影响 DNA 的迁移率？

2. 核酸的荧光染料常见的有什么？本实验用的是什么？

3. 琼脂糖凝胶电泳分离核酸的原理。

实验十三　基因组 DNA 的提取

一、实验目的

以人类细胞 293T 或其他细胞系提取基因组 DNA。学习 SDS 法提取 DNA 的原理和方法，为基因克隆、Southern Blotting 等提供材料。

二、实验原理

1. 基因组（genome）一般指细胞中全部染色体的总和。基因组含编码序列和非编码序列。研究发现基因组编码序列只占总基因组的 1% ~ 2%，而非编码序列占 98% 以上。提取的基因组 DNA 通常用于构建基因组文库、克隆基因、调查基因表达控制元件的功能、Southern Blotting 分析、群体多样性分析（RFLP）、基因组高通量测序、品种鉴别等。

2. 不同生物（动物、植物、微生物）由于细胞的结构和组成不同，提取的方法也相应地不太一样。比如植物组织的细胞含有细胞壁，多糖和酚类含量比动物细胞的多，因此需要液氮研磨破坏细胞壁，利用去污剂除去多糖和分类物质。基因组 DNA 提取的步骤和原理如下。

（1）破碎细胞：如果提取的组织是植物或微生物，纤维素酶和果胶酶用于溶解植物细胞壁，原核微生物常用溶菌酶，真核微生物常用溶壁酶如蜗牛酶等。植物和真菌常用液氮冷冻研磨的方法进行破壁。

（2）破坏细胞膜：通常利用去污剂与膜脂质双分子层以及其中的蛋白质相互作用，打破细胞膜。常用的去污剂有十二烷基硫酸钠（SDS）和十六烷基三甲基溴化铵（CTAB）。SDS 是一种阴离子去污剂，能与细胞膜上的蛋白质结合，在 65℃高温下能有效地破坏细胞膜，释放出 DNA。SDS- 苯酚法中，苯酚能够变性 SDS 蛋白质复合物的蛋白质，从而使 DNA 脱离结合的蛋白质，溶解于上清液中。由于 SDS 法提取的植物基因组中多糖类物质难以除去，可以使用 CTAB 法。CTAB 是一种阳离子去污剂，能与蛋白质和多糖形成复合物而沉淀下来，有效除去含量较高的多糖。另外，对于多酚含量较高的植物组织，可以在提取缓冲液中添加聚乙烯吡咯烷酮（PVP），能够和多酚结合形成沉淀，从而除去多酚。

（3）除去其他杂质：这些杂质包括蛋白质、RNA、多糖、色素等。利用苯酚和氯仿等有机溶剂使蛋白质变性，并分出水相和有机相。DNA 和 RNA 溶解在水相中。RNA 可以用 RNase A 去除，但是多糖杂质一般很难除去干净。

（4）沉淀基因组：可以利用乙醇（或异丙醇）将基因组 DNA 从水相中沉淀下来。

经常添加中性盐如乙酸钠，中和DNA所带的负电荷，消除DNA分子之间的静电排斥，促进DNA沉淀。

（5）DNA质量和含量测定：一般采用紫外分光光度法，DNA和RNA在260 nm处有最大吸收值，蛋白质在280 nm有最大吸收值，碳水化合物在230 nm处有最大吸收值。当A_{260}=1时，溶液含有50 μg的双链DNA和40 μg的RNA。实验表明，当A_{260}/A_{280}=1.8时，表示DNA的纯度高；当$A_{260}/A_{280} < 1.7$时，表示有蛋白质污染；当$A_{260}/A_{280} > 1.9$时，表示有RNA污染或降解。当A_{260}/A_{230}在2.0～2.5之间时，表示DNA纯度高；当$A_{260}/A_{230} < 2.0$时，表示有碳水化合物（多糖）、盐类等的污染。

三、实验材料

1. 主要试剂　提取缓冲液［0.2 mmol/L NaCl、25 mmol/L EDTA（pH 7.5）、0.5% SDS］，苯酚、氯仿、异丙醇和75%乙醇，乙酸钠等。

2. 主要仪器与材料　人类细胞293T细胞、冷冻离心机、1.5 mL离心管、水浴锅、紫外分光光度计、微量移液器等。

四、内容与方法

1. 离心沉淀293T细胞约100 mg，去上清。
2. 加入500 μL提取缓冲液，用微量移液器吹打多次，以破裂细胞。
3. 加入等体积的酚/氯仿（1∶1）混合液，上下颠倒混匀。
4. 13 000 r/min，离心10 min，取上清，加等体积的异丙醇，混匀。
5. 13 000 r/min，离心10 min，弃上清。
6. 加50 μL无菌水溶解，加1 μL（20 U）RNase A，37℃孵育30 min。
7. 加入5 μL的3 mol/L乙酸钠和100 μL的无水乙醇，混匀，–20℃、30 min。
8. 13 000 r/min，离心10 min，弃上清。
9. 加500 μL 75%乙醇，洗涤DNA沉淀。
10. 13 000 r/min，离心5 min，弃上清。
11. 待沉淀干燥后（大约开盖10 min，直到水分蒸发干）。
12. 加入50 μL无菌水溶解。

基因组DNA提取的流程见图4-19。

五、注意事项

1. 抑制DNase活力　细胞裂解的同时利用SDS和EDTA使DNase酶失活，低温（冰上和4℃离心机中分离DNA）。

2. 防止DNA断裂，操作过程动作要温和，减少剧烈振荡。

离心沉淀 293T 细胞（大约 100 mg）

↓

加入 500 μL 提取缓冲液，用注射器吹打以破裂细胞

↓

加入等体积的酚 / 氯仿，上下颠倒混匀

↓

13 000 r/min，离心 10 min，取上清，加等体积的异丙醇，混匀

↓

13 000 r/min，离心 10 min，弃上清

↓

加 50 μL 无菌水溶解，加 1 μL（20 U）RNase A，37℃孵育 30 min

↓

加入 5 μL 的 3 mol/L 乙酸钠和 100 μL 的无水乙醇，混匀，–20℃ 30 min

↓

13 000 r/min，离心 10 min

↓

加 500 μL75% 乙醇，洗涤

↓

13 000 r/min，离心 5 min，弃上清

↓

待沉淀干燥后，加入 50 μL 无菌水溶解

图 4-19　基因组 DNA 提取的流程

六、问题与讨论

1. DNA 提取的试剂分别起到什么作用？哪些步骤比较关键？
2. 提取的基因组 DNA 一般用于哪些方面的研究？

课程思政案例 4–18

人类基因组计划于 1990 年正式启动，目的是测定人类基因组的全部 DNA 序列。参与了人类基因组计划的国家包括中国、美国、英国、德国、日本和法国，中国承担了 1% 的测序任务。

实验十四　质粒提取及基因重组实验

一、实验目的

1. 掌握基于碱裂解法原理的质粒小提实验方法。
2. 掌握质粒 DNA 转染哺乳动物细胞的操作，了解不同的哺乳动物细胞转染方法。
3. 掌握质粒 DNA 转化原核微生物细胞的操作及大肠埃希菌感受态制备方法。

二、实验原理

（一）大肠埃希菌质粒提取的原理

提取质料的手段多种多样，其中常见的是碱裂解法，除此之外还包括煮沸法、冷冻法、超声波法和试剂盒等方法。典型的试剂盒是基于裂解碱性的抽提手段，主要包括 3 个不同的溶液，通常被命名为溶液Ⅰ、溶液Ⅱ和溶液Ⅲ。以下是它们的成分：

溶液Ⅰ：50 mmol/L 葡萄糖，25 mmol/L Tris-HCl，10 mmol/L EDTA，pH 8.0。

溶液Ⅱ：0.2 mol/L NaOH，1% SDS。

溶液Ⅲ：3 mol/L 醋酸钾，2 mol/L 醋酸。

溶液Ⅰ的核心功能是使细菌菌体均匀分散，避免形成团块，这样可以确保质粒的顺利提取。该溶液中的葡萄糖增加了其密度，从而降低了大肠埃希菌沉降到试管底部的速度。而在使用溶液Ⅱ时，葡萄糖能够防止因菌体破裂而产生的压力变化导致细菌 DNA 受到剪切力的损伤，这有助于保持提取质粒的纯净度。但在实际应用中，人们发现即使溶液Ⅰ中不添加葡萄糖，对质粒的提取也不会有太大影响，因此，葡萄糖的添加是可选的。EDTA 是 Ca^{2+} 和 Mg^{2+} 等二价金属离子的螯合剂，可以抑制 DNase 的活性。

溶液Ⅱ的主要功能是破裂细菌，使质粒从细胞中释出。该溶液中的 0.2 mol/L NaOH 是关键的细胞裂解成分，它能够破坏细胞膜，并导致蛋白质和核酸变性。这种变性使得蛋白质的三维结构受损，转化为不规则的多肽链。尽管 DNA 的氢键被打断，但大肠埃希菌的基因组 DNA 与质粒 DNA 都为双链闭环 DNA，它们的两条 DNA 链都不会分离成单链 DNA。由于大肠埃希菌基因组 DNA 长度较长，它能够与多肽链纠缠在一起，而较小分子量的质粒则不容易与多肽链交织。1% SDS 的作用是将纠缠的多肽链分散开，形成 SDS- 多肽复合物，使变性后的蛋白质在溶液中溶解，进而增强多肽链与基因组 DNA 的纠缠效果。

溶液Ⅲ的核心功能是使变性的蛋白质和基因组 DNA 沉淀下来。添加溶液Ⅲ之后，会观察到大量的沉淀形成，是由于十二烷基硫酸钾导致变性蛋白质大量沉淀。原因是在中性环境中，不论是已变性的还是未变性的 DNA，其分子都能在溶液中溶解。在此过程中，十二烷基硫酸钾中的钾离子原本是由醋酸钾引入的，它替代了十二烷基硫酸钠中的钠离子，形成可沉淀的十二烷基硫酸钾。因为十二烷基硫酸盐和变性蛋白质能形成复合体，所以当十二烷基硫酸钾沉淀时，它也带走了变性的蛋白质。另外，因为变性蛋白质和基因组 DNA 之间的缠绕，它们也大多被共同沉淀下来。而溶液中的高离子浓度进一步加速了沉淀过程。当溶液中和后，变性蛋白质的表面电荷降低，这也有助于其沉淀。

（二）哺乳动物细胞外源基因导入方法及原理

转染（transfection）是真核细胞在一定条件下主动或被动导入外源 DNA 片段而获得新的表型的过程。常用的转染方法可以分为瞬时转染和稳定（或称为永久）转染。瞬时转染，外源 DNA/RNA 不会融入宿主的染色体，可能在单个宿主细胞中有多个拷贝，能产生高量的表达，但这种表达一般只维持数日，主要用于分析启动子和其他调控因子。稳定转染，又称永久转染，其中外源 DNA 可能融入宿主染色体，或作为独立存在的片段。选择适当的转染技术对结果影响颇大，因此经常需要优化，如 DNA 与转染试剂的比例、细胞数量、培养及检测时长等条件。转染方法有以下几种。

1. 化学方法

（1）DEAE- 葡聚糖法：作为早期用于哺乳动物细胞转染的试剂，DEAE- 葡聚糖是阳离子聚合物，与带负电的核酸结合后被细胞摄取。它适用于瞬时表达研究，在稳定转染中的可靠性不高。

（2）磷酸钙法：通过形成 DNA 和磷酸钙沉淀，进而被细胞摄取。因为价格低廉和试剂易得，它在瞬时和稳定转染研究中被广泛应用。先将 DNA 和氯化钙混合，然后加入 PBS 中慢慢形成 DNA 磷酸钙沉淀，最后把含有沉淀的混悬液加到培养的细胞上，通过细胞胞膜的内吞作用摄入 DNA。磷酸钙似乎还可抑制血清和细胞内的核酸酶，从而保护外源 DNA。

（3）人工脂质体法：采用阳离子脂质体的人工脂质体法拥有高转染效率，能够转染那些其他化学方式难以转染的细胞，还能处理从寡核苷酸到人工酵母染色体的各种长度的 DNA、RNA 及蛋白质。这种方法不仅适用于瞬时和稳定的表达，还能将 DNA 和 RNA 引入动物或人体进行基因治疗。LipoFiter™ 脂质体转染试剂是一种高效的阳离子脂质体转染剂，适用于将各种形式的核酸和核酸–蛋白复合物转入真核细胞。该试剂能与带负电的核酸形成复合物，当这些复合物接触到细胞膜时，会被细胞摄取，后续 DNA 复合物则释放到细胞核中。

2. 物理方法

（1）显微注射：尽管操作烦琐，但是一种高效的核酸导入方法，经常被用于生产转基因动物。

（2）电穿孔：使用电脉冲在细胞膜上打孔，从而引导核酸进入细胞，导入的效率与脉冲的强度和持续时间有关系。此方法常用于难以用常规方法转染的细胞，如植物原生质体这样的常规方法不容易转染的细胞。

（3）基因枪：利用带有核酸的高速粒子将核酸导入细胞，适用于体外培养和体内细胞。

3. 原核微生物细胞外源基因导入方法及原理

转化（transformation）是一种将外部 DNA 分子导入受体细胞的方法，使细胞获得新的遗传特性。这是微生物遗传、分子遗传和基因工程等科学领域的基础技术。用于转化的受体细胞通常是具有限制修饰系统缺陷的突变体，这意味着它们不包含限制性内切酶和甲基化酶（R^-，M^-），这样的细胞能够接受外部 DNA 并将其稳定地传递给其后代。

细菌在易于接受外部 DNA 的状态时被称为感受态。转化是将质粒 DNA 或其重组子引入细菌的行为。经过特定处理（如电击或使用 $CaCl_2$ 等化学方法）后，受体细胞的细胞膜透性会改变，从而成为可以接收外部 DNA 的感受态。这些进入的 DNA 分子会复制和表达，转移遗传信息，导致受体细胞呈现新的遗传特性。大肠埃希菌的转化通常使用化学法（特别是 $CaCl_2$ 法），这种方法最初是在 1972 年由 Cohen 发现的。其核心思想是，细菌在 0℃的 $CaCl_2$ 低渗透溶液中会膨胀成为球状。转化混合物中的 DNA 会形成能抵抗 DNase 的羟基 – 钙磷酸复合物，这些复合物附着在细胞表面。经过 42℃的短时热冲击，细胞会摄取这些 DNA 复合物。之后，将细菌放置在非选择性培养基中一段时间，以使得转化过程中获得的新遗传特性（如 AmpR、KanR 等）得到表达。最后，这些细菌会被涂抹在含有氨苄或卡那霉素的选择培养基上，使用 Ca^{2+} 处理的感受态细胞，其转化效率通常可以达到 5×10^6 ~ 2×10^7 转化子 /μg 质粒 DNA，这足以满足大多数基因克隆实验的需求。

三、实验材料

1. 主要试剂　质粒小提试剂盒，磷酸钙法细胞转染试剂盒。

2. 主要仪器与材料　携带 pAAV-EGFP 质粒的大肠埃希菌菌种、人胚胎肾细胞（HEK293）、大肠埃希菌 DH5、生物安全柜、二氧化碳培养箱、倒置荧光显微镜、离心机、摇床、恒温水浴锅、制冰机、移液器、细胞培养皿等。

四、内容与方法

1. 大肠埃希菌质粒提取

（1）取过夜菌 1.5 mL，5000 × *g* 离心 1 min 收集细菌沉淀，弃上清。再重复一次，每管共收集 3 mL 过夜菌沉淀。

（2）每管加入 250 μL 溶液Ⅰ，重悬细菌沉淀。确保沉淀完全散开，无可见细菌团块。

（3）每管加入 250 μL 溶液Ⅱ，轻轻颠倒离心管 4 ~ 6 次，使细菌完全裂解，溶液透明。（颠倒 4 ~ 6 次后，可能还会有团块或絮状物。遇到有少量团块或絮状物产生的情况，可以增加颠倒次数 3 ~ 5 次，在室温放置 2 ~ 3 min，但总裂解时间不可超过 5 min。）

（4）每管加入 350 μL 溶液Ⅲ，随即颠倒离心管 4 ~ 6 次混匀，可见白色絮状物产生。

（5）最高速（13 000 r/min 左右）室温离心 10 min。

（6）将上一步骤离心后的上清倒入或吸入到质粒纯化柱内。最高速离心 1 min，倒弃收集管内液体。

（7）在质粒纯化柱内加入 750 μL 溶液Ⅳ，最高速离心 1 min，洗去杂质，倒弃收集管内液体。

（8）再最高速离心 1 min，除去残留液体并使痕量乙醇完全挥发。

（9）将质粒纯化柱置于洁净 1.5 mL 离心管上，加入 50 μL 溶液Ⅴ至管内柱面上，放置 1 min。

（10）溶液Ⅴ需要直接加至管内柱面中央，使液体被纯化柱吸收。如果不慎将溶液Ⅴ沾在管壁上，一定要震动离心管，使液体滑落到管底，以便被纯化柱吸收。

（11）最高速离心 1 min，所得液体即为高纯度质粒。

大肠埃希菌质粒提取的流程如图 4-20 所示。

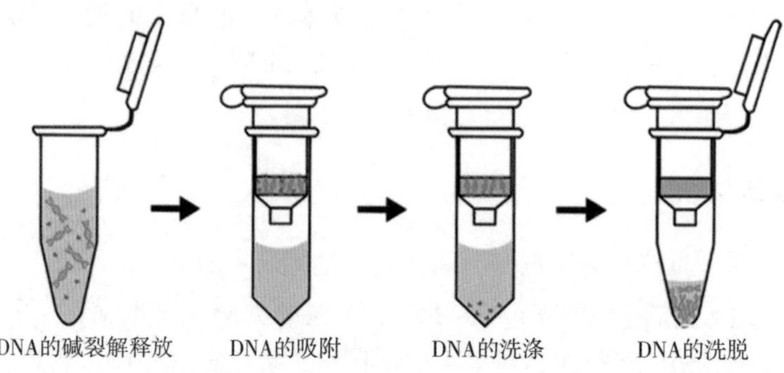

图 4-20　大肠埃希菌质粒提取的流程

2. 哺乳动物细胞转染

（1）将细胞培养于培养皿或培养板内，通常在铺板后 1 ~ 2 天长到 70% ~ 80% 满为宜。

（2）在转染前 60 min，吸去细胞培养液，加入新鲜的不含抗生素的完全培养液。

（3）取 2 ～ 6 μg 待转染的质粒 DNA（质粒总体积不宜超过 20 μL），加入 50 μL 氯化钙溶液中，混匀。

（4）把 DNA- 氯化钙溶液加入 50 μL BBS 溶液中，混匀，室温孵育 10 min。

（5）把 DNA- 氯化钙 -BBS 混合物均匀滴加到整个培养板孔内。在二氧化碳细胞培养箱内培养。

（6）16 h 后吸去含磷酸钙沉淀的培养液，加入新鲜的完全培养液，继续培养。

（7）转染约 24 h 后就可以在荧光显微镜下检测转染基因表达。

3. 原核细胞转化（以大肠埃希菌为例）

（1）感受态细胞的制备：①从于 37℃培养 16 ～ 20 h 的新鲜平板上挑取一个单克隆 DH5α 菌落，转到一个含有 5 mL 试管中。于 37℃振荡培养过夜（200 r/min）。②按 1% 接种量转接，从过夜的 LB 培养液中吸取 1 mL 加入 100 mL LB 的烧瓶中。于 37℃振荡培养 2 ～ 2.5 h（200 r/min），OD_{600} 值（0.4 ～ 0.6）较为合适。③培养物冰上放置 10 min，无菌条件下，向无菌、冰预冷的 1.5 mL 离心管中加入 1 mL 菌液，冰上放 1 min；（2 管 / 人），5000 r/min 离心 5 min。④超静工作台上弃上清液于废物瓶，留沉淀，将管倒置 1 min 以使最后残留的痕量培养液流尽。⑤无菌下，一管加 1 mL 冰预冷的 0.1 mol/L $CaCl_2$ 重悬沉淀，移入另一管合并，冰上 10 min。⑥于 4℃以 5000 r/min 离心 5 min，以回收细胞。⑦超静工作台上弃上清液于废物瓶，留沉淀，将管倒置 1 min 以使最后残留的痕量培养液流尽。⑧每管加冰预冷 0.1 mol/L $CaCl_2$（含有 10% 甘油）溶液 100 μL，悬沉淀，此液为感受态细胞（可保存于 –80℃备用）。

（2）感受态细胞的转化：①取一个无菌离心管，先向管中加入 50 uL 感受态细胞，再加入 1 uL 质粒，冰上放置 10 ～ 30 min。② 42℃热激 90 s，快速转移离心管到冰浴上，冷却 5 ～ 10 min。③每管加 950 μL 无抗性的 LB 液体培养基，于 37℃温育 30 ～ 45 min，使细菌复苏。④超净台上取菌液各 100 μL，转移到含 Amp/Kan 或无抗性的 LB 固体平板培养基上，涂均，待液体吸收后，倒置平皿，37℃培养 12 ～ 16 h。⑤出现菌落，拍照留图，并计算转化效率（切饼法分块计数）。⑥转化后在含抗生素的平板上长出的菌落即为转化子，根据此皿中的菌落数可计算出转化子总数和转化频率，公式如下：

转化子总数 = 菌落数 × 稀释倍数 ×（转化反应原液总体积 / 涂板菌液体积）

转化频率 = 转化子总数 / 质粒 DNA 加入量（μg）（计算出每微克的转化子菌落数）

感受态细胞总数 = 无抗性对照组菌落数 × 稀释倍数 ×（转化反应原液总体积 / 涂板菌液体积）

感受态细胞转化效率 = 转化子总数 / 感受态细胞总数

质粒提取及基因重组实验的流程见图 4-21 所示。

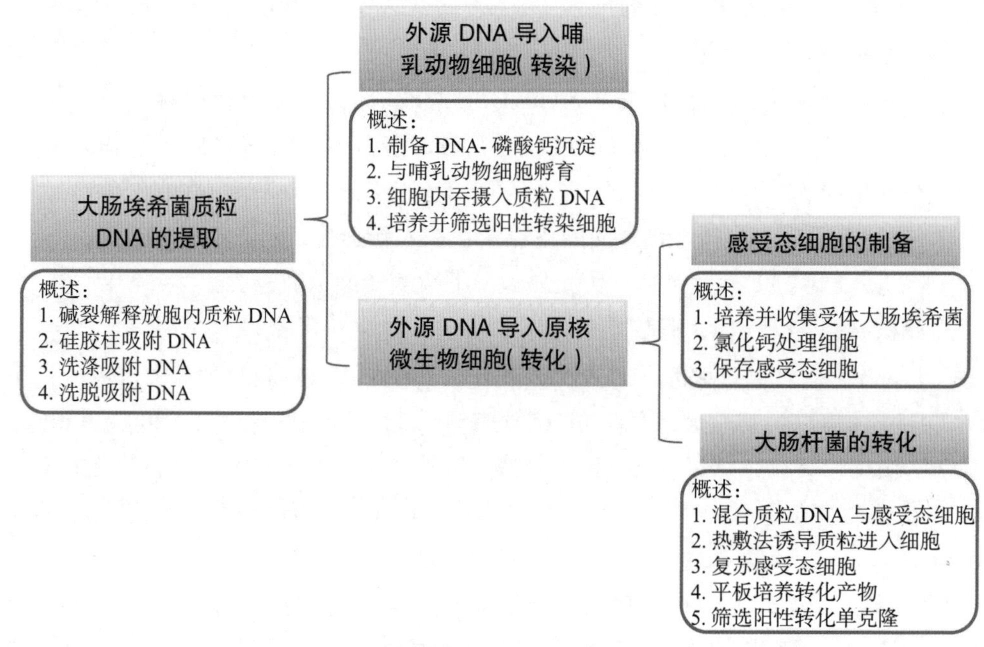

图 4-21　质粒提取及基因重组实验的流程

五、注意事项

1. 质粒 DNA 提取过程中，第一次使用前应按照试剂瓶标签的说明先在漂洗液 W2 中加入无水乙醇。使用前请先检查溶液Ⅱ和溶液Ⅲ是否出现浑浊，如有浑浊现象，可在 37℃水浴中加热几分钟，即可恢复澄清。注意不要直接接触溶液Ⅱ和溶液Ⅲ，使用后应立即盖紧盖子。

2. 感受态细胞制备过程，操作均需在冰上进行，不能离开冰浴，否则细胞转化率将会降低。最好从 −70℃或 −20℃甘油保存的菌种中直接转接用于制备感受态细胞的菌液。菌种密度过高或不足均会影响转化效率。

六、问题与讨论

1. 质粒提取过程中，细菌的收获和质粒 DNA 提取过程中应注意哪些事项？
2. 简述磷酸钙与脂质体转染的优缺点。
3. 大肠埃希菌转化质粒的方法有哪些？提高转化效率的因素有哪些？

课程思政案例 4–19

基因编辑小猪诞生在中国不是偶然：有全球最好的猪克隆平台

2017 年，世界首批内源性反转录病毒灭活猪诞生，从根本上解决了猪器官用于人体移植的异种病毒传播风险，对未来人类健康有着重要意义。这一全球科学界关注的重大突破，其核心的模式动物诞生在中国云南的西南生物多样性实验室。在克隆猪领域，以魏红江为代表中国团队已创造了多个“世界第一”：2010 年，获得世界第一头版纳微型猪近交系体细胞克隆猪；2014 年，获得世界第一头孤雌生殖克隆猪；2017 年，又与美国合作在世界上首次获得了内源性反转录病毒灭活的克隆猪。

细胞转染技术在克隆猪和其他动物的研究中在以下几个方面发挥关键作用：

1. 基因敲入或敲出　通过细胞转染技术，研究者可以将特定基因敲入或敲出动物的细胞。这样可以生产出带有特定基因改变的动物，用于研究基因的功能或生产转基因动物。

2. 生产核移植胚胎　动物克隆通常采用的是体细胞核移植技术，这涉及将供体动物的细胞核植入受体的去核卵母细胞中。在这个过程中，如果供体细胞已经通过转染技术进行了基因改造，那么克隆出的动物就会带有这些基因改变。

3. 安全性和疾病抵抗　转染技术可以用于将特定的抗病基因或者其他有益的基因导入猪的细胞中，从而生产出具有特定特性，如对某些疾病有抵抗力的猪。

4. 生物制药和器官移植　通过转染技术，研究者可以在猪体内表达特定的人类蛋白，这些蛋白可以用于药物生产。此外，还可以制造出具有“人化”器官的猪，这些器官在移植到人体时可能会降低排异反应。

第五章
生物医学科研转化实验

实验一　不同分子量岩藻多糖的美白活性评价

一、立项依据

1. 研究目的

岩藻多糖来源于海带等褐藻中的水溶性硫酸酯化杂多糖。但从褐藻中提取的天然岩藻多糖具有分子量大、溶解性差、黏度高等缺点。本项目基于岩藻多糖对于皮肤上皮细胞黑色素的影响能力开发经济实惠的美白产品。对小分子岩藻多糖片段进行初筛，筛选出具有较好美白效果的岩藻多糖片段，评估小分子岩藻多糖是否影响黑色素的产生及其能否直接与黑色素反应。之后通过实验室和临床研究，探究小分子量的岩藻多糖对酪氨酸酶的下调能力及其抗氧化能力。最后，通过小鼠实验，探究岩藻多糖在产品中的稳定性、皮肤表层的渗透性和安全性等因素，为开发高效、安全的美白产品提供现实基础。

2. 研究内容

（1）体外实验：对分离得到的不同分子量的岩藻多糖进行抗氧化能力、酪氨酸酶抑制能力进行测定，初步评估其美白效果。

（2）细胞实验：对美白效果较好的组分，测定其对 B16-F10 小鼠黑色素瘤细胞和 HaCat 细胞的影响。

（3）蛋白实验：测定岩藻多糖解聚产物作用后 B16-F10 细胞内与黑色素生成相关蛋白表达量的变化。

（4）动物实验：建立斑马鱼模型对岩藻多糖解聚产物进行毒性评估；测定分离得到的岩藻多糖解聚产物对小鼠皮肤的影响。

二、技术路线

不同分子量岩藻多糖的美白活性评价的技术路线如图 5-1 所示。

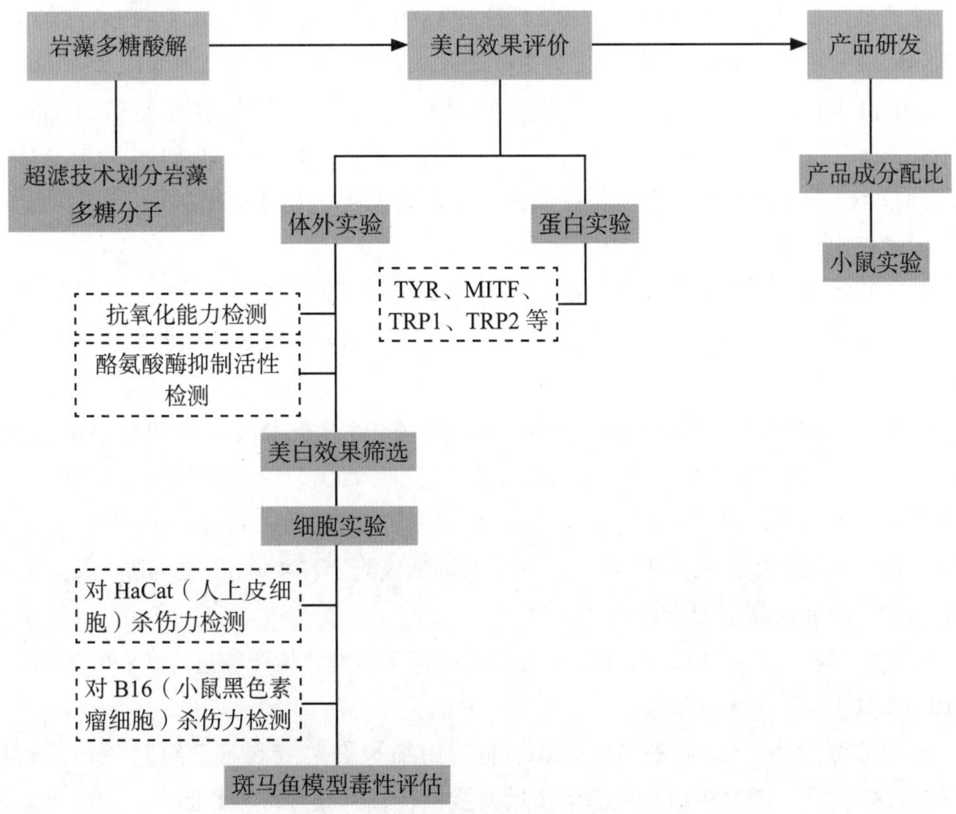

图 5-1　不同分子量岩藻多糖的美白活性评价的技术路线

三、实验方法

1. 体外实验

（1）抗氧化能力检测：据相关文献表明，ABTS 法结果重复性较好，对水溶性和脂溶性抗氧化剂都适用且适用于大批量生物样品、部分纯物质等样本的体外抗氧化能力测定。因此本研究选定 ABTS 法对岩藻多糖解聚产物进行抗氧化检测。

以 0.01 mol/L PBS 为空白对照。ABTS 自由基清除率（%）计算公式如下：

ABTS 自由基清除率 /%=100 ×（A 空白组 –A 处理组）/A 空白组

（2）酪氨酸酶抑制活性能力检测：根据相关文献，酪氨酸酶是一种位于黑素体内的一种含铜糖蛋白。酪氨酸酶仅由黑素细胞产生，它在内质网和高尔基体内产生并加工后，转运到黑素小体，在黑素小体中合成为黑色素；酪氨酸酶参与催化神经黑素的产生过程中，将多巴胺的氧化产生多巴醌。通过抑制酪氨酸酶来调节黑色素合成是防止色素沉着的主要方式。因此，本研究设计通过岩藻多糖解聚产物对酪氨酸酶的抑制活性能力，测定岩藻多糖解聚产物的美白效果。

酪氨酸酶溶液（400 U/mL），称取 L-DOPA 0.019 72 g，用 10 mL 1 × PBS 溶解（浓度 10 mmol/L）；1 × PBS 制备终浓度为 200 μmol/L、100 μmol/L、20 μmol/L、25 μmol/L、12.5 μmol/L 的样品溶液；以熊果苷为阳性对照。取 100 μL 样品溶液加入 2 mL 离心管中，再加入 150 μL L-DOPA、50 μL 酪氨酸酶，混合后取 200 μL 加入 96 孔板中，用酶标仪测 475 nm 处的吸光值。以熊果苷为阳性对照，以 1 × PBS 为空白对照，每个浓度做三次重复。

2. 细胞实验　根据相关文献，CCK-8 法具有灵敏度高、线性范围宽、数据可靠、重现性好以及对细胞的毒性小等特点。因此本研究选择 CCK-8 法检测岩藻多糖解聚产物对细胞的影响。

对 HaCat 细胞以及 B16 细胞的杀伤力检测：在 96 孔板中加入 8000 个 /100 μL 的细胞悬液，培养板在培养箱预培养 24 h（37℃、5% CO_2）；向培养板加入 10 μL 不同浓度的待测物质；将培养板在培养箱孵育一段适当的时间；向每孔加入 10 μL CCK 溶液；将培养板在培养箱内孵育 1 ～ 4 h；用酶标仪测定在 450 nm 处的吸光度。两种细胞都通过酶标仪测定细胞存活率。

3. 蛋白实验　通过 Western Blotting 技术对岩藻多糖解聚产物进行 TYR、MITF、TRP1、TRP2 等进行蛋白实验。

离心收集培养 24 h 后的 B16-F10 细胞，用细胞裂解液裂解获得总蛋白；利用 SDS-PAGE 技术分离总蛋白；电泳结束后将蛋白转移到硝酸纤维素膜上；封闭结束后用 TBST 缓冲液（0.15% Tris、0.73% NaCl、0.05% Tween-20，pH 7.5）洗去封闭液；对 MITF、TYR、TRP-1、TRP-2 的一抗按 1：2000 稀释，对 β-actin 的一抗按 1：2000 稀释进行免疫印迹分析。兔 IgG 过氧化物酶结合抗体按 1：5000 稀释。使用超敏 ECL 化学发光试剂鉴定靶向蛋白；最后用 ImageJ 软件评估蛋白表达的条带强度。

4. 动物实验

（1）斑马鱼模型毒性评估：作为一种可以实现高通量测试的脊椎动物模型，斑马鱼胚胎测试在化学品的毒性评估中应用广泛。斑马鱼胚胎在母体外发育，从合子期到孵化期仅 72 h，发育的完整过程均是透明，利于实时观察和检测。斑马鱼与人类基因同源性达到 87%，用于药物的体内快速评价实验结果可比性强。利用斑马鱼早期各个阶段的发育形态，可以准确、高效地确定药物暴露在胚胎中的毒性。

（2）UVB 诱导的小鼠耳皮肤黑色素沉着模型验证美白效果：购买的 C57B/6 小鼠稳定饲养一周后，将小鼠随机分为 5 组（Control 组、Model 组、丙二醇组、岩藻多糖组、熊果苷组）。除 Control 组外，其他各组小鼠的耳朵均使用 UVB 灯进行辐射。

每次 UVB 总剂量 100 mJ/cm^2。UVB 照射每周 5 次，共 2 周。使用丙二醇作为溶剂混合待测药物，每次照射前 3 h 按分组名称对应进行局部涂抹（每只耳朵 10 μL）以确保完全吸收，Model 组不涂任何试剂。最后一次照射后 3 天，处死所有小鼠，取两侧耳朵进行后续实验。

对取到的耳朵组织进行组织切片并黑色素染色。同时。提取耳朵组织蛋白，验证 MITF、TYR 等蛋白的表达量变化。

四、实验结果

观察并分析不同分子量岩藻多糖对 TYR、MITF、CREB1 等表达情况和黑色素生成情况的影响。

五、分析讨论

分析岩藻多糖调控黑色素生成的可能机制。

实验二　血－脑脊液屏障仿生芯片的构建及表征

一、立项依据

1. 研究目的　目前中枢神经系统疾病的治疗药物开发面临着严峻的挑战，由于血－脑脊液屏障的存在，限制了许多治疗性药物进入大脑内而无法发挥药物效果。目前的血－脑脊液屏障模型可以简单分成体内模型与体外模型两大板块。体内模型一般使用动物模型，优点是能够体现血－脑脊液屏障生理环境的复杂性，但该模型具有成本高昂、周期长等弊端，而且存在生物差异和伦理问题，动物模型与人体组织器官的生理功能还是有一定的差距。因此，体外模型的提出有望避免以上动物模型存在的问题。仿生器官芯片作为动物实验的替代方案降低了新药研发失败的风险，降低成本，且能将体内的微环境在体外进行抽象模拟，又不至于过于复杂淹没有意义的关键信号分子。为构建接近在体微环境的体外血－脑脊液屏障模型，我们使用了一种无泵的、高通量的、用户友好型的可灌注芯片，分别将星形胶质细胞与脑微血管内皮细胞接种在芯片上下两侧腔室，依靠流体重力提供一定的流体剪切力进行培养构建血－脑脊液屏障仿生器官芯片，并通过细胞跨膜电阻的测定、小分子渗透率测定、免疫荧光染色等方法对其屏障功能进行了评估。

2. 研究内容

（1）血－脑脊液屏障芯片模型的构建：将 HA-1800 细胞接种于芯片上层腔室来模拟神经端，将 hCMEC/D3 细胞接种于芯片下层腔室来模拟血管端。再将模型置于配套的精密摇床，通过调节倾斜角度和摆动速度来控制液体流速，从而模拟体内流体剪切力，以此更接近人体生理条件。

（2）小分子渗透实验：为了评估屏障渗透性，在血 – 脑脊液屏障模型细胞跨膜电阻值达到稳定后，测量了荧光示踪剂在各血 – 脑脊液屏障模型下的渗透率。通过测量各荧光示踪剂跨膜的扩散速率来检测各血 – 脑脊液屏障模型对化合物的渗透性。

（3）ZO-1 蛋白免疫染色：在血 – 脑脊液屏障中，内皮细胞间连接处有许多的紧密连接蛋白和黏附分子，以维持屏障的完整性。免疫荧光染色可用于观察特异性标志物的表达。我们选择紧密连接蛋白 ZO-1 作为人脑微血管内皮细胞鉴定的标志物，通过对 ZO-1 蛋白进行免疫荧光染色来观察血 – 脑脊液屏障形成情况。

（4）跨内皮电阻（TEER）检测：通过在整个细胞层中加入合适的电位差，就能够测量区域中的细胞离子电流的阻力。而 TEER 值主要是反映物质在细胞旁转运过程中的阻力，即细胞之间靠得越紧密，离子以及其他的带电的物质能够跨过的细胞之间的空间越小，则阻力越大，电阻值越高，屏障功能越好。

二、技术路线

血 – 脑脊液屏障仿生芯片的构建及表征的实验技术路线如图 5-2 所示。

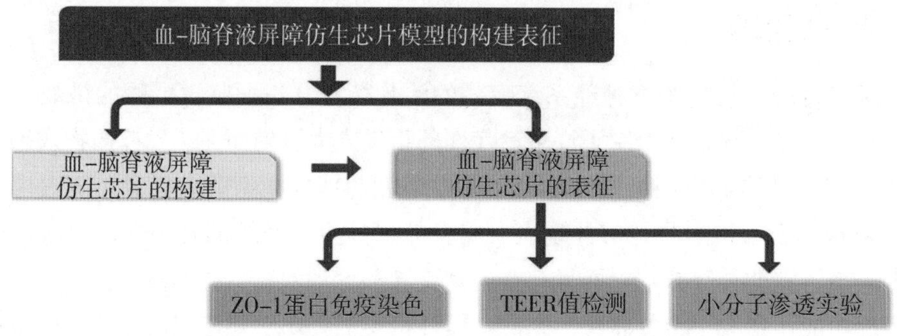

图 5-2　血 – 脑脊液屏障仿生芯片的构建及表征的实验技术路线

三、实验方法

1. 细胞培养　hCMEC/D3 人脑微血管内皮细胞在 T25 细胞培养皿中培养，培养皿中含有 1% 青霉素 / 链霉素（Solarbio）和 10% FBS（Biological Industries）的 DMEM 培养基。HA-1800 人星形胶质细胞（Sciencell）在含有星形胶质细胞培养基（Sciencell，1801）的培养皿中培养，在 37℃、5% CO_2 的细胞培养箱中培养，每两天更换一次培养基。当细胞生长到 90% 左右时，用 0.25% 的 EDTA- 胰蛋白酶消化，吹成单个悬浮细胞，在新的培养瓶中传代培养。

2. 血 – 脑脊液屏障芯片模型的构建　在生物安全柜中，在器官芯片两边腔室共加 200 μL 无菌 PBS 缓冲液，器官芯片中间腔室加 100 μL 无菌 PBS 缓冲液，37℃培养箱中处理 5 min，进行芯片通道亲水处理（保证下腔室左右两边互通）。完全吸出腔室内 PBS 缓冲液，然后使用 0.3 mg/mL 鼠尾胶原蛋白溶液包被芯片通道，在芯片两边腔室共加 100 μL 鼠尾胶原蛋白溶液，之后置于 37℃培养箱中包被过夜；处理之后用无菌 PBS 缓冲液清洗 1 遍，待用。消化对数期人星形胶质细胞（HA-1800），将细胞悬液浓度调整为 2.5×10^6 个 /mL，接种 10 μL 在芯片上层腔室，立即在下腔室补充 200 μL 培养基，放入细胞培养箱中 2 h，待细胞贴壁后在上层补 100 μL 培养基，置于培养箱摇床中动态培养 2 天（摇摆频率为 2 r/min，摇摆角度 30°）。吸出培养基，接着消化对数期人脑微血管内皮细胞（hCMEC/D3），将细胞悬液浓度调整为 1×10^7 个 /mL，接种 10 μL 于芯片下层通道，显微镜下快速观察细胞接种状态，立即将芯片倒置，置于培养箱中水平位置，细胞动态培养 2 h 使其附着于 PET 膜，细胞贴膜以后，正置芯片，显微镜下观察细胞贴膜状态，之后在芯片下层腔室加 200 uL DMEM 培养液，上层腔室加 100 μL DMEM 培养液，置于培养箱动态培养，每 24 小时换一次液。

3. ZO-1 蛋白免疫染色　在仿生器官芯片模型免疫荧光染色的所有步骤中，除非另有说明，每种溶液的用量都为 100 μL（神经端腔室 50 μL，血管端腔室 50 μL）。无菌 PBS 缓冲液润洗 3 遍，每孔加入 4% 多聚甲醛，在室温条件下固定细胞 15 min；固定后用 PBS 润洗 3 遍，用新鲜配制的 1% BSA 溶液，在室温条件下封闭下 1 h；无菌 PBS 缓冲液润洗 3 遍；每孔加入抗 -TJP1 抗体（1∶500 PBS 稀释）在 4℃条件下过夜孵育；无菌 PBS 润洗 3 遍，每孔加入 FITC 标记的山羊抗兔 IgG（1∶500，1% BSA 稀释），室温条件下避光孵育 1 h；无菌 PBS 润洗 3 遍，每孔加入 DAPI 染色剂，室温条件下避光孵育 10 min；无菌 PBS 润洗 3 遍，于倒置荧光显微镜观察拍照。

4. TEER 检测　跨内皮电阻（TEER）是在特定实验条件下量化生物膜屏障的“密闭性”或“漏性”的指标，分别作为更高或更低电阻的函数。在血 – 脑脊液屏障芯片模型构建过程中，每天测量 TEER，以监测细胞融合和紧密连接的发展。为了测量 TEER，将定制电极（北京大翔生物技术公司）连接到细胞电阻计（Millipore，MERS00002）。在测量电阻时，以 12.5 Hz 的频率产生恒定的 10 mA 交流电流。为了计算 TEER，将每个时间点的测量电阻值 R 减去空白电阻值 R0，再乘以与下通道 A 重叠的表面积，如下所示：

TEER=（R-R0）（Ω）× A（cm^2）芯片的有效膜面积为 0.07 cm^2。

5. 小分子渗透实验　为了评估屏障通透性，在血 – 脑脊液屏障芯片模型达到稳态 TEER 后，测量模型下荧光示踪剂的通量。系统对化合物的渗透性是通过测量膜上的扩散速率来确定的。TEER 达到稳态后，在芯片血管腔中加入 1.25 mg/mL FITC- 葡聚糖（40 kDa、70 kDa）溶液，在芯片神经腔中加入 100 μL 培养基。2 h 后，将待测溶液从神经室中取出，用培养基稀释 2 倍，用荧光分光光度计测定样品的荧光强度。渗透率系数采用 Artursson（1990）系数公式计算：

$$\text{Papp(cm/s)}=\frac{dQ}{\text{dt}}\times\frac{1}{A}\times\frac{1}{\text{CO}}$$

$\frac{dQ}{\text{dt}}$：每秒通过的量：被测量物质每秒钟通过的量；$\frac{1}{A}$：膜表面积的倒数；$\frac{1}{\text{CO}}$：被测物质初始浓度的倒数。

四、实验结果

使用一种无泵的、高通量的、用户友好型的可灌注芯片，分别将星形胶质细胞与脑微血管内皮细胞接种在芯片上下两侧腔室，依靠流体重力提供一定的流体剪切力进行培养构建血－脑脊液屏障仿生器官芯片，并通过细胞跨膜电阻的测定、小分子渗透率测定、免疫荧光染色等方法对其屏障功能进行评估。

五、分析讨论

构建血－脑脊液屏障仿生器官芯片，并通过细胞跨膜电阻的测定、小分子渗透率测定、免疫荧光染色等方法对其屏障功能进行评估。

实验三　利用 DNA 核酶筛选可以检测疾病的异构核酶

一、立项依据

1. 研究目的　适配体通常由 SELEX（指数富集的配体系统进化）技术产生，目前适配体已经被广泛应用于生物感应器、诊断工具和治疗药物等。但适配体作为生物感应器往往需要连接一个表达平台，用于报告配体结合与否。传统上，适配体的筛选和表达平台的整合是两个分开的步骤，另外适配体的筛选必须固定适配体文库或者配体。这些缺点可以通过整合核酶于筛选步骤中，筛选异构核酶得以克服。李三暑研究小组选择 DNA 核酶Ⅱ-R1 作为表达平台，整合到 SELEX 筛选步骤中，整个筛选过程不需固定适配体文库或者配体，而且目标适配体可以通过剪短了的核酶筛选得到。因此本研究建立了高效的 Expression-SELEX，用于富集高质量的、能感应配体的异构核酶。

2. 研究内容

（1）我们选择了以前发现的 DNA 自我切割 DNA 核酶Ⅱ-R1 作为表达平台。通过 Expression-SELEX 来筛选能够与适配体结合并能驱动 DNA 核酶剪切的异构核酶。

（2）对筛选出的DNA异构核酶进行标征，如亲和常数（K_d）、剪切速率（Kobs）和配体特异性的测定等。

二、技术路线

1. 异构核酶的筛选（图5-3）

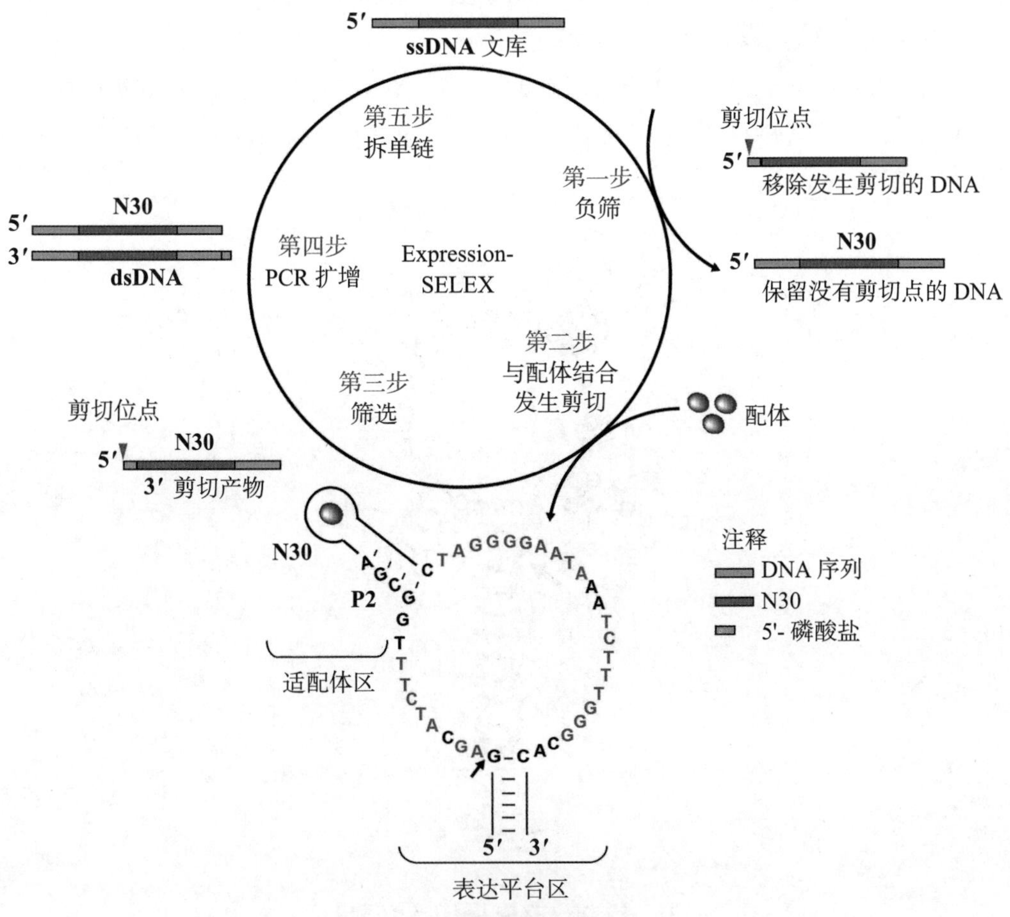

图5-3　异构核酶筛选步骤

（1）负筛去掉没有配体液能剪切的DNA。

（2）正筛，加入配体，诱导剪切。

（3）筛选发生剪切的片段。

（4）PCR扩增。

（5）用碱法或酶法分离单链DNA。

2. 表征　主要是检测亲和率常数和剪切速率。

三、实验方法（以下以我们筛选出的 DNA 异构核酶为例）

1. 实验材料

（1）DNA 核酶Ⅱ-R1-3（5′→3′）：CATGACCACTAGGAGCATCTTTGGCGAGAAGACTCTGGATTCGGGGACCAGTTGCTGCTAGGGGAATAAATCTTTGGGCACCTAGTGGTCATG，长度 93 nt，剪切成 80 nt 和 13 nt 两个片段。

DNA 核酶Ⅱ -R1-3 的结构见图 5-4。

（2）DNA Marker M1（93 nt）：GGAATCGTAGGTTATATCGGTCAGCTTGATGCGAAGGAAATTTTACTGAAAGGGTTAGAAAAGCTTGAGTACCGCGGCTATGATTCTGCTGGT。

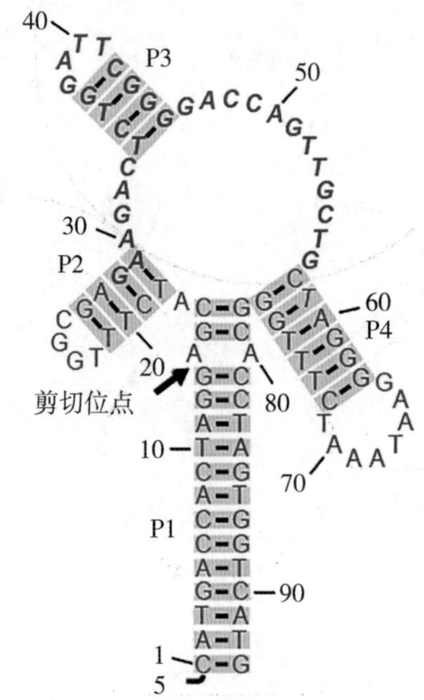

图 5-4　DNA 核酶Ⅱ-R1-3 的结构

它是由 4 个颈部（stem）和 3 个环（loop）组成的复杂结构，剪切位点如箭头所示

（3）DNA Marker M2（80 nt）：GGAATCGTAGGTTATATCGGTCAGCTTGATGCGAAGGAAATTTTACTGAAAGGGTTAGAAAAGCTTGAGTACCGCGGCTA。

（4）垂直板电泳仪 DYCZ-21（1 mm 厚梳子）；37℃水浴锅。

（5）剪切缓冲液（0.05 mol/L HEPES，0.1 mol/L NaCl，0.04 mol/L $MgCl_2$，2 mmol/L $ZnCl_2$，pH 7.05）。

（6）10% PAGE。1000 mL PAGE：40% 丙烯酰胺（acrylamide）250 mL，10 × TBE

100 mL，尿素（urea）480 g，加水到 1000 mL，混匀。

（7）10 × TBE 1000 mL 的配方：Tris 108 g，硼酸 55 g，EDTA（pH 8.0，0.5 mol/L）40 mL，加水到 1000 mL。

（8）2× 上样缓冲液（10 mL 配方）：尿素 6 g，30 uL 0.5 mol/L EDTA，10 mg 溴酚蓝和 10 mg 二甲苯蓝。

（9）10% APS，TEMED（四甲基乙二胺），Cyber Gold 核酸染料。

2. 实验步骤

（1）将 50 ng DNA 核酶Ⅱ-R1-3 加入酶切缓冲液，一个管子加入 100 μmol/L 苯丙氨酸，另一个管子加入等体积的水，反应体系一般 20 μL。37℃孵育 30 min。

（2）加入等体积的 2× 上样缓冲液终止反应。

（3）准备 PAGE 凝胶电泳板。将 50 ng DNA 标记 M1 和 M2 分别加到 PAGE 胶胶孔中作为对照。然后将有加配体和没加配体的 DNA 核酶Ⅱ-R1-3 反应液加到相应的胶孔中。

（4）电泳直到全长的 DNA 核酶和剪切的片段可以在胶上分离。一般等到染料超过一半胶长度就可以（电压大约 600 V，电泳 1.5 h）。

（5）取下胶，用 Cyber Gold 核酸凝胶染料进行染色，拍照，用 Image J 定量分析剪切效率。

3. 注意事项

（1）$ZnCl_2$ 必须现配现用，母液的浓度一般为 8 mmol/L 左右，太高容易形成沉淀，导致剪切失败。

（2）DNA 溶液需 −20℃冰冻保存。

（3）电泳的电压比较高，注意安全。

四、实验结果

使用 PAGE 胶分离剪切的 DNA 核酶，并使用染色法观察剪切结果（图 5-5）。

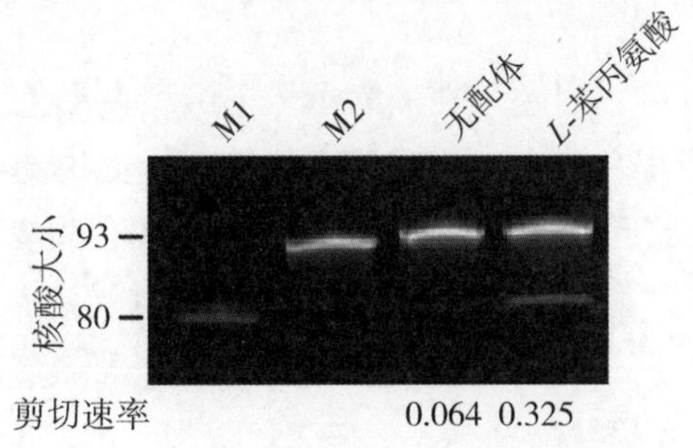

图 5-5　PAGE 胶分离剪切的 DNA 核酶结果分析

有配体和没配体（phenylalanine）对 DNA 核酶的剪切有显著的差异

五、分析讨论

1.DNA 核酶有什么特点？适配体的功能是什么？

2.DNA 核酶剪切实验中配体的作用是什么？

课程思政案例 5-1

核酶通常指的是具有催化功能的 RNA 分子，如 I 类内含子和 *RNase* P，它们分别可以催化 RNA 的剪切和连接，证明了除了蛋白质可以催化化学反应外，RNA 也具有催化功能。因为这一发现，Thomas Cech 和 Sydney Altman 获得了 1989 年的诺贝尔化学奖。单链 RNA 可以通过碱基配对形成颈环结构，并进一步折叠形成具有催化功能的高级结构。单链 DNA 是否也可以通过折叠形成具有催化功能的高级结构？1996 年 Breaker 和 Joyce 通过体外富集筛选的方法，筛选到了第一个金属 Pb 离子依赖的 DNA 核酶。

实验四　中药提取物美白活性评价

一、目的要求

1. 根据实验任务查阅文献、分析文献，确定实验题目。

2. 综合分析所查文献和所学知识确定实验目的、设计实验流程、选择实验材料。

3. 掌握细胞培养、细胞活性测定、SDS 聚丙烯酰胺凝胶电泳、RT-qPCR 等技术的原理和方法，熟悉各项技术的要求和技术难点。

4. 掌握实验数据的处理与分析方法，完成实验报告并分享。

二、实验原理

在黑色素形成过程中，黑色素在黑素小体中沉积在黑色素细胞内，并通过树突运输到角质形成细胞。黑色素在一定程度上能够减少皮肤受到紫外线的伤害，但黑色素过量会导致各种皮肤问题，包括黄褐斑、炎症后黑色素皮肤、太阳色斑、雀斑、色素痤疮瘢痕和老年斑，甚至是癌症。黑色素合成过程受到一系列分子和酶反应的调控，包括相关转录因子——MITF 和 3 种关键的酶——酪氨酸酶（TYR）、酪氨酸酶相关蛋白 1（TYRP1）和酪氨酸酶相关蛋白 2（TYRP2），这些酶在黑色素细胞中受 MITF 的转录调控。由于这些分子和蛋白质直接参与黑色素的合成，TYR、TYRP1、

TYRP2 和 MITF 作为开发皮肤美白化妆品的候选物质备受关注。

我国拥有丰富的中药资源，同时也是最早利用中药活性成分的国家之一。中药中蕴含着丰富的活性成分，从中药中提取这些活性成分通常用于草药医学、草药学和现代药物研发领域。这些中药提取物可以来自植物的不同部位，如根、茎、叶、花、果实或种子，每个部位可能含有各种具有药理活性的化学成分。中药提取物被广泛用于传统草药医学、食品、保健品和药物制备中，以及化妆品、护肤品中。

三、实验材料

1. 主要试剂　RNA 提取试剂盒、DMEM 高糖细胞培养基、胎牛血清（FBS）、CCK-8 试剂、二甲基亚砜（DMSO）。

2. 主要仪器与耗材　B16-F10（小鼠黑色素瘤细胞）、A375（人黑色素瘤细胞）、HaCat（人角质层细胞）、C57BL/6 小鼠、微量移液器（2、20、200、1000 μL）及吸头、离心管、PCR 反应管、台式高速冷冻离心机、电泳槽、电泳仪、RT-qPCR 仪、全波长酶标仪、恒温细胞培养箱、生物安全柜、–80℃冰箱、水浴锅。

四、内容与方法

1. 明确实验任务　教师阐明设计性实验的目的和意义，并指导学生根据实验的目的和意义进行文献查阅、实验方案的设计、实验数据的获取与分析、实验报告的撰写。

2. 查阅文献　通过查阅书籍或文献，分析总结相关中药组分的研究进展。经讨论选择合适的研究对象，确定实验题目。

3. 设计实验方案　根据选题，依据实验室可提供的实验条件设计实验方案，并撰写开题报告。

4. 提交课题报告并汇报　在确定实验方案后，根据开题报告制作 PPT，确定汇报人，进行开题汇报。汇报结束后，根据开题会议收集到的意见和建议，进一步修改实验方案，选择合适的实验材料和设备，确定技术路线和实验方法。

5. 完成实验工作　根据实验技术路线完成所有的流程和工作。在实验过程中，要详细记录实验操作过程和实验结果，保留原始数据，

6. 分析数据并完成实验报告　在教师的指导下，小组成员完成实验数据的整理和报告的撰写。实验报告应全面总结实验的成果和存在的问题，内容包括研究目的与意义、材料与方法、研究结果、讨论与分析。

7. 实验结果　利用 SDS 凝胶电泳、RT-qPCR 等技术分析及鉴定中药活性成分对 B16-F10 细胞中参与黑色素生成基因的影响，明确抑制黑色素生成的机制。

五、注意事项

1. 实验方案的设计需分析其可行性、可靠性和安全性。
2. 完成实验工作须从实验准备入手，掌握研究的全过程。
3. 实验记录应详尽、准确，注意保存原始数据。
4. 教师在实验关键环节应给予指导和把关，避免因操作失误导致的实验失败。

六、问题与讨论

1. CREB1 和 MITF 对 3 种黑色素生成相关蛋白的调控是转录前调控还是转录后调控?
2. 与合成得到的美白成分相比，中药提取物有何优势和不足之处?
3. 在评价中药提取物的美白活性时，如何考虑其对皮肤的安全性和毒性?有哪些常见的安全性测试方法?
4. 中药提取物的美白效果可能受到环境因素的影响，在评价美白活性时，你会如何考虑这些因素，以确保结果的可靠性?

第六章
生物医学虚拟仿真实验

课程思政案例 6-1

虚拟仿真实验——现代信息技术融入实验教学

为深入贯彻全国教育大会精神和《中国教育现代化 2035》，全面落实新时代全国高等学校本科教育工作会议和直属高校工作咨询委员会第二十八次全体会议精神，坚持立德树人，围绕“学生忙起来、教师强起来、管理严起来、效果实起来”，不断深化本科教育教学改革。2019 年 10 月教育部发布了《关于深化本科教育教学改革全面提高人才培养质量的意见》。意见指出，应积极发展“互联网＋教育”、探索智能教育新形态、线上线下混合、推动课堂教学革命，而虚拟仿真实验正是数字化背景下，进行信息化教育改革的一个新路径。虚拟仿真实验可以完全脱离教学时空的限制，构建一个近乎真实的虚拟课堂作为实验教学对象和教学环境，能够让高校学生在一个虚拟的课堂环境中轻松实现各种自主实验操作，满足实验教学大纲规定要求的实验教学效果。

国家虚拟仿真实验教学项目是推进现代信息技术融入实验教学项目、拓展实验教学内容广度和深度、延伸实验教学时间和空间、提升实验教学质量和水平的重要举措。教育部将国家虚拟仿真实验教学项目共享平台（实验空间）全天候开放，免费提供包括 4000 多门国家虚拟仿真实验课程在内的课程资源，并提供在线实验教学支撑和教学考核管理。国家虚拟仿真实验教学项目是推进现代信息技术融入实验教学项目、拓展实验教学内容广度和深度、延伸实验教学时间和空间、提升实验教学质量和水平的重要举措。

随着信息化建设的不断加深，随着我国 5G、和 AI（artificial intelligence）等科学技术深入发展，虚拟仿真实验教学的优势会越发地明显，发挥更大的作用。

第一节　国家虚拟仿真实验教学课程共享平台

国家虚拟仿真实验教学项目共享平台（以下简称实验空间）面向高校在校大学生提供在线实验学习资源，面向有在线实验教学需求的高校，免费提供一个学期的在线智能实验室服务，空间目前有3500余个项目开放线上实验，学生可根据需要自行实验学习。

在公共网络学习平台输入网址：https://www.ilab-x.com/，进入虚拟仿真实验平台，访问网络学习平台（图6-1）。

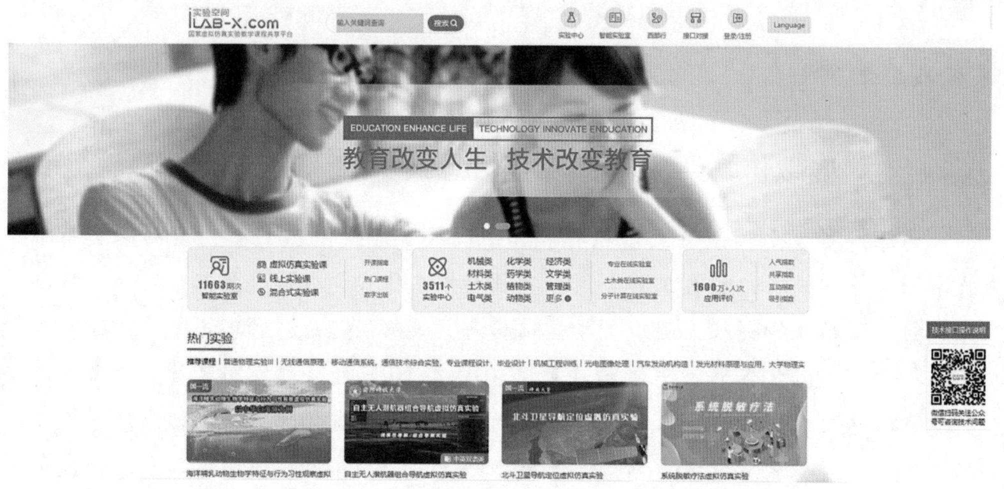

图6-1　实验空间：国家虚拟仿真实验教学项目共享平台首页

注意事项：使用的时候推荐用搜狗浏览器、360浏览器的极速模式、谷歌浏览器或火狐浏览器，而IE浏览器兼容性不大好，不建议使用。

1. 注册登录　在【实验空间：国家虚拟仿真实验教学项目共享平台】首页，点击页面右上角的【注册】，手机号注册需要验证码。如果已经有账号，可直接【登录】。注意：如果使用教师身份注册，则登录后需先完善【信息维护】信息；如果是学生或社会人士身份则不需要（图6-2）。

2. 教师平台管理　教师登录后，在【个人中心】【智能实验室】，点击【开课指南】查看如何进行认证、建课及维护（网址链接 https://www.ilab-x.com/course/build/help）（图6-3）。

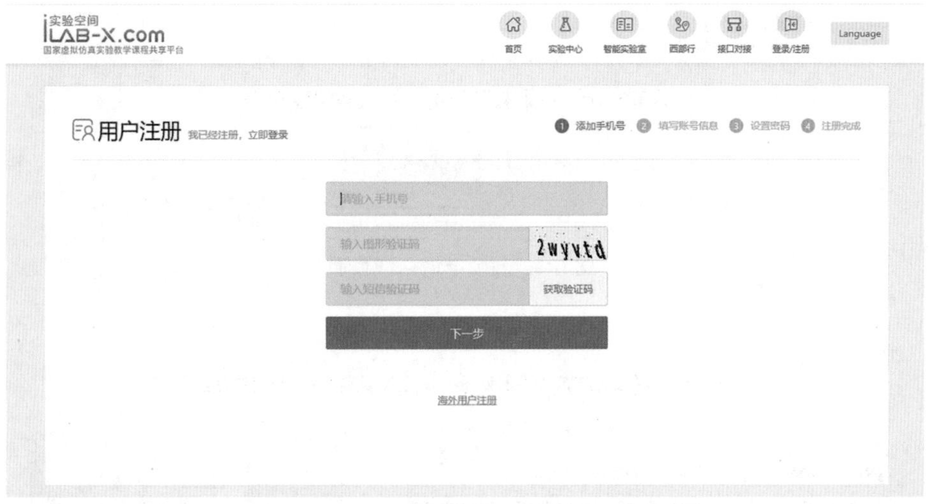

图 6-2　实验空间用户注册登录页面

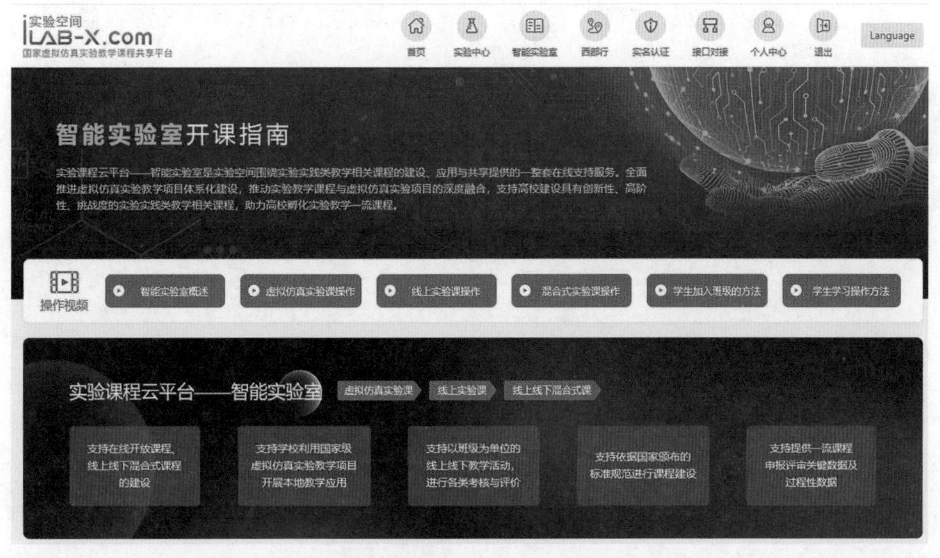
实验空间
iLAB-X.com
国家虚拟仿真实验教学课程共享平台
首页
实验中心
智能实验室
西部行
实名认证
接口对接
个人中心
退出
Language
智能实验室开课指南
实验课程云平台——智能实验室是实验空间围绕实验实践类教学相关课程的建设、应用与共享提供的一整套在线支持服务。全面推进虚拟仿真实验教学项目体系化建设，推动实验教学课程与虚拟仿真实验项目的深度融合，支持高校建设具有创新性、高阶性、挑战度的实验实践类教学相关课程，助力高校孵化实验教学一流课程。
操作视频
智能实验室概述
虚拟仿真实验课操作
线上实验课操作
混合式实验课操作
学生加入班级的方法
学生学习操作方法
实验课程云平台——智能实验室
虚拟仿真实验课
线上实验课
线上线下混合式课
支持在线开放课程、线上线下混合式课程的建设
支持学校利用国家级虚拟仿真实验教学项目开展本地教学应用
支持以班级为单位的线上线下教学活动，进行各类考核与评价
支持依据国家颁布的标准规范进行课程建设
支持提供一流课程申报评审关键数据及过程性数据

图 6-3　智能实验室开课指南页面

（1）认证：①教师认证。教师登录后，在【个人中心】【我的信息】，点击【申请认证】进行教师认证（图 6-4）。教师认证后才可以去进行教学。②提交信息。填写教师认证信息进行提交认证信息，审核时间不会超过两个工作日，请耐心等待（图 6-5）。③认证成功。审核通过后，认证成功。如果被驳回请重新上传认证信息（图 6-6）。④开课授权书。开课前需下载并签署“承诺书”文件，仔细阅读其中条款，并填写您的账号（即用户名），签字拍照上传图片（图 6-7）。

教师认证：❓未认证

只需一步，认证教师身份，解锁教学管理新功能！

申请认证

图 6-4　教师申请认证页面

ⓘ 只需一步，轻松完成教师身份认证，快速解锁实验空间教学管理新功能！

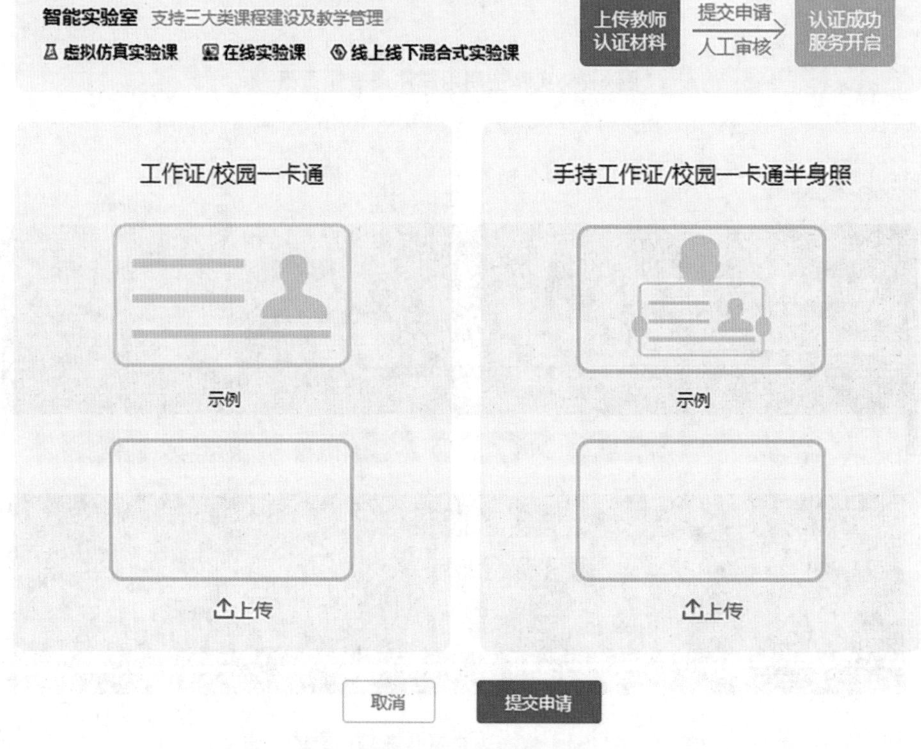
智能实验室 支持三大类课程建设及教学管理
虚拟仿真实验课
在线实验课
线上线下混合式实验课
上传教师认证材料
提交申请
人工审核
认证成功服务开启
工作证/校园一卡通
手持工作证/校园一卡通半身照
示例
示例
上传
上传
取消
提交申请

提示：提交后不可撤回和修改，请确认认证材料无误后提交！

图 6-5　教师提交认证信息页面

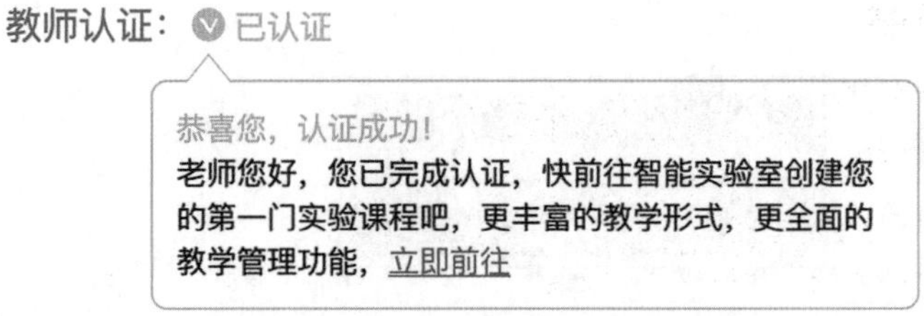

教师认证：已认证

恭喜您，认证成功！
老师您好，您已完成认证，快前往智能实验室创建您的第一门实验课程吧，更丰富的教学形式，更全面的教学管理功能，立即前往

图 6-6　教师认证信息认证成功页面

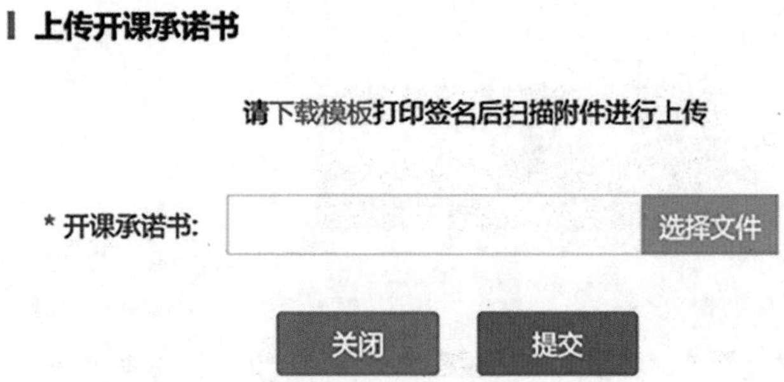

上传开课承诺书

请下载模板打印签名后扫描附件进行上传

* 开课承诺书：　选择文件

关闭　提交

图 6-7　教师上传开课授权书页面

（2）建课：①新建课程。点击【个人中心】【智能实验室】【新建课程】，新建课程（图 6-8）。②选择课程类型。智能实验室，分 3 种课程类型：虚拟仿真实验课、线上实验课、线上线下混合式实验课。填写课程名称，并选择合适的课程类型(图 6-9)。③选择引用的实验课程。根据筛选条件去筛选要引用的实验项目（图 6-10）。

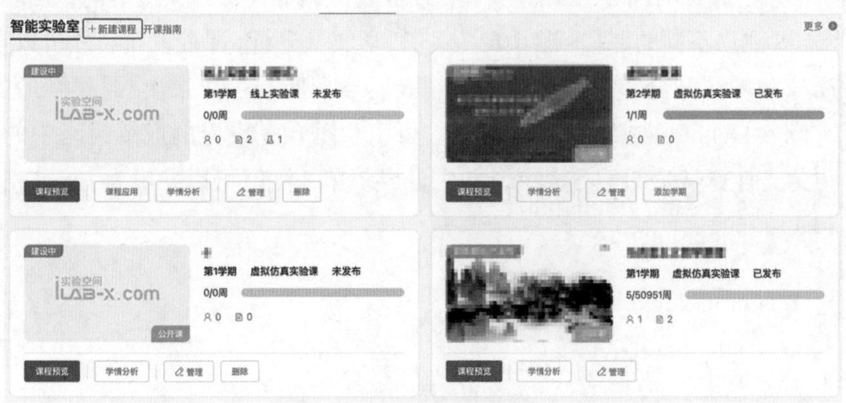

图 6-8　教师新建课程页面

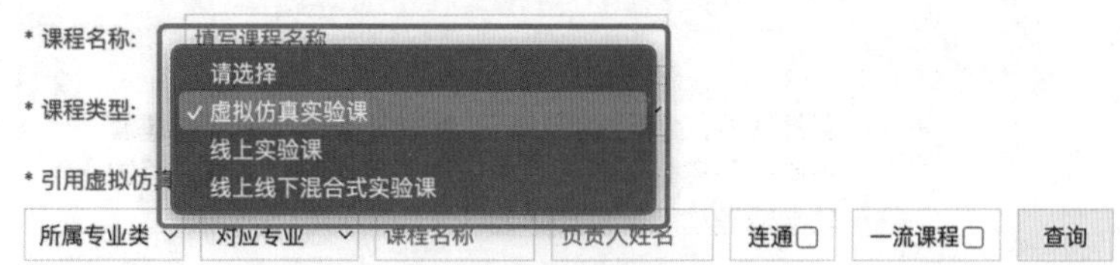

图 6-9　教师选择课程类型页面

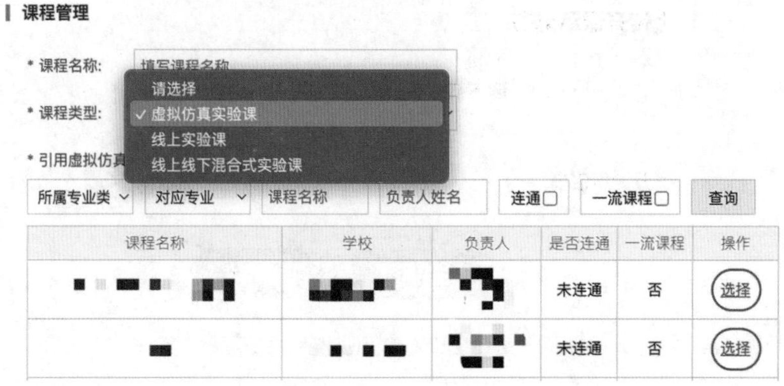

图 6-10　教师选择引用的实验课程页面

（3）维护：①维护课程信息：创建完成后点击【课程管理】，认真阅读 10 s 并同意协议后，再次【课程管理】即可进入维护课程信息（图 6-11）。②填写课程内容。包括基本信息、开课时间、封面、章节、作业、考试等，课程类型不同，内容有所区别，根据需要建立不同的课程（图 6-12）。③教学质量分析。课程发布后才可以查看到，学生最高成绩的区间分布、作业的提交情况、学习时长、登录次数、学习进度等教学情况（图 6-13）。④成绩策略及管理。可以根据预先设置的成绩策略中的计分规则，自动分类计算学生的学习成绩，并生成成绩单，随时可以导出为 Excel 格式文件（图 6-14）。

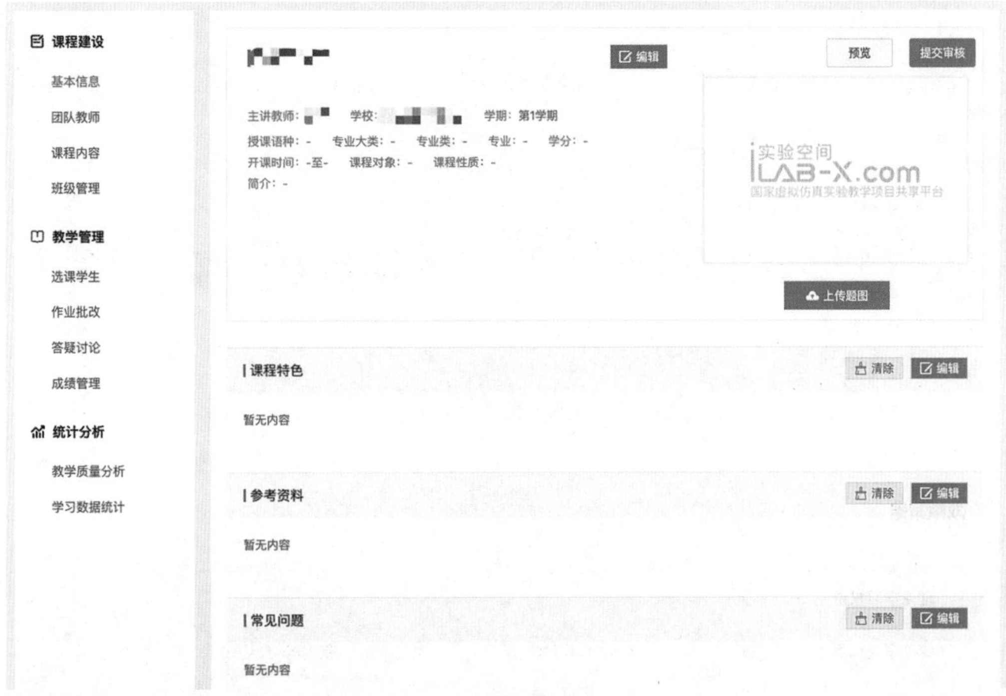

图 6-11　教师维护课程信息页面

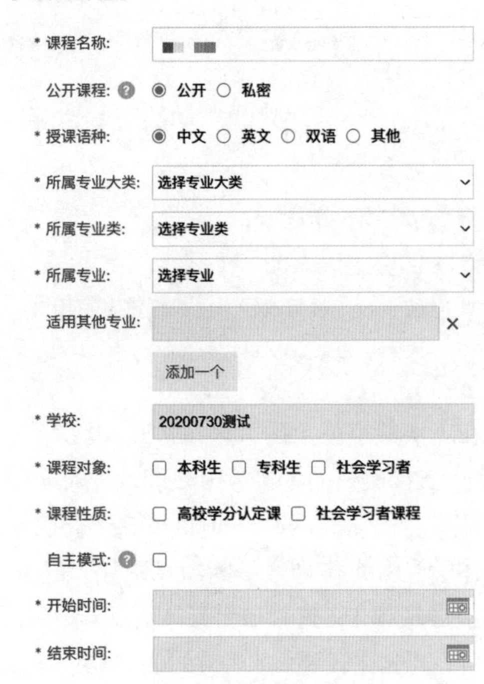

图 6-12　教师填写课程内容页面

统计分析 > 课程统计报告

课程名称	学校名称	课程负责人	开始时间	结束时间	选课人数	结课率
[illegible]	[illegible]	[illegible]	2020年07月27日	2021年01月31日	30	[illegible]

课件数	授课视频		非视频资源数	作业和测验			考试			成绩通过人数	成绩通过比率	最高分数	课程公告数	互动交流情况				教师在线总时长(小时)	学生在线总时长(小时)
	个数	总时长		次数	习题总数	参与人次	次数	试题总数	参与人数					发帖总数	教师发帖（答疑）数	参与互动学生数	学生发帖总数		
96	36	304	60	13	14	7	7	21	5	0	0.00%	20	3	8	3	2	5	96.2	68.3

图 6-13　教师查看教学质量分析页面

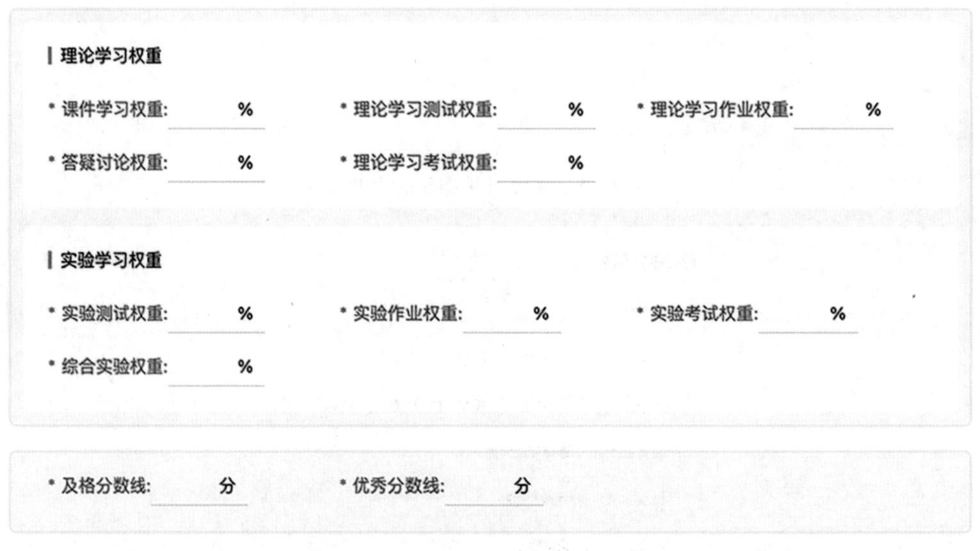

成绩策略
理论学习权重
* 课件学习权重: %
* 理论学习测试权重: %
* 理论学习作业权重: %
* 答疑讨论权重: %
* 理论学习考试权重: %
实验学习权重
* 实验测试权重: %
* 实验作业权重: %
* 实验考试权重: %
* 综合实验权重: %
* 及格分数线: 分
* 优秀分数线: 分

图 6-14　教师设置学生成绩策略页面

3. 学生实验操作

（1）查找项目：在【实验空间：国家虚拟仿真实验教学项目共享平台】首页，点击【实验中心】，或点击导航栏的【实验中心】，进入项目列表页面。可输入【关键词】，输入“项目名称”“学校名称”“项目负责”查找（图 6-15）。

（2）查看项目具体信息：点击列表中的项目图片，进入项目详情页。可观看项目【介绍视频】【项目引导视频】；查看项目具体信息【项目团队】【项目描述】【项目特色】【服务计划】等；点击【我要做实验】可直接访问学校的实验项目在线实验；【共享应用】做完实验，数据反馈后发生变动（图 6-16）。

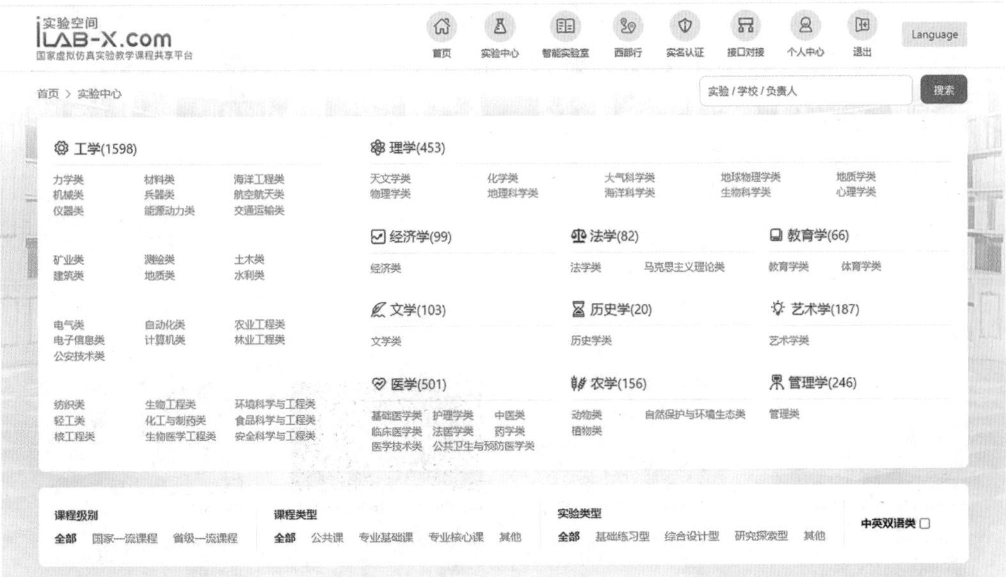

图 6-15　学生查找实验项目页面

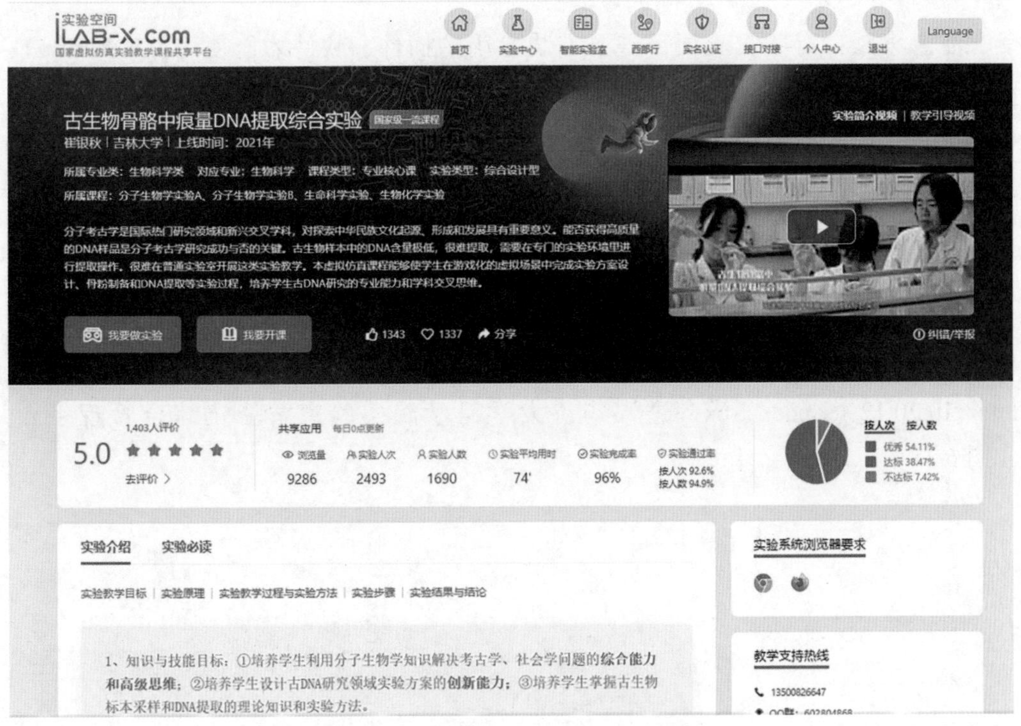

图 6-16　学生查看项目具体信息页面

（3）查看实验成绩：完成实验后，可查看实验成绩。查看步骤：返回实验空间主页，点击【个人中心】【我的成就】【做过实验】【查看成绩】（图 6-17）。

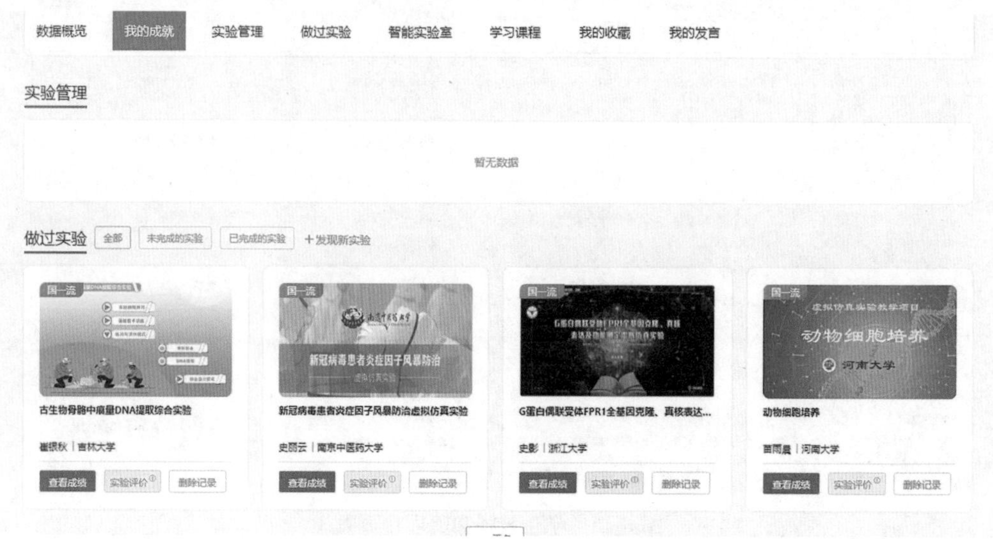

图 6-17　学生查看实验成绩页面

注意事项：有些实验项目需要安装专用的插件、软件才能使用，如 Unity3D player、flash 等请根据实验项目网页的提示，安装好插件后，重新从实验网页进入实验环境，专业插件将自动运行。

第二节　学校虚拟仿真实验学习平台

根据实验教学需要，有些学校也建设有各自的虚拟仿真实验学习平台或实验室智能化综合管理平台。例如，在华侨大学校园网络学习平台，输入网址：http://10.20.12.46/index.aspx，进入华侨大学医学院实验室智能化综合管理平台（图 6-18）。

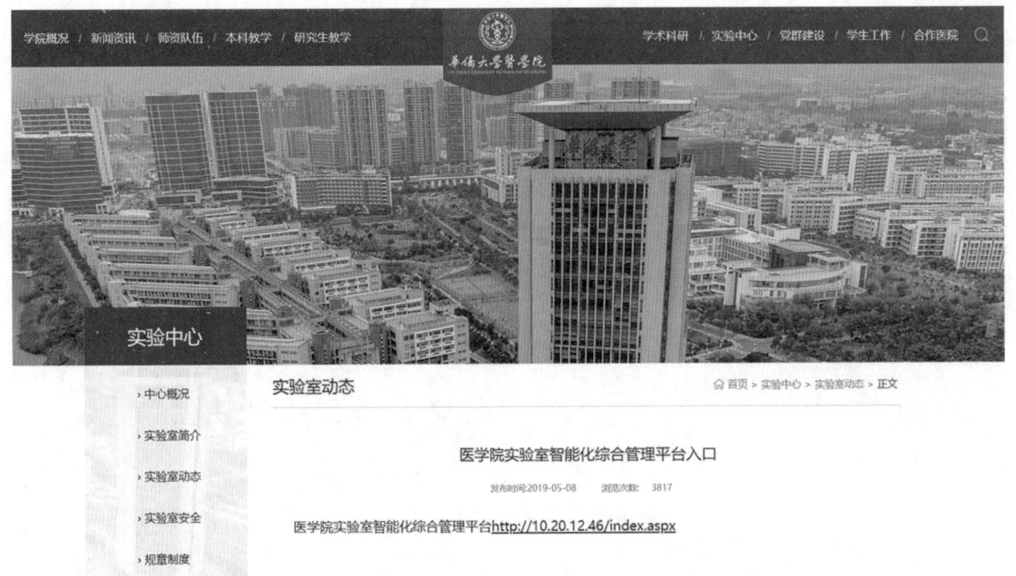

图 6-18　华侨大学医学院实验室智能化综合管理平台页面

1. 管理平台操作

（1）教师注册登录：从网站首页登录后，点击【管理系统】，进入【用户登录】页面（图 6-19）。学院系统管理员已将教师信息录入系统，教师登录账号：工号，初始密码：123456。

（2）个人信息维护：登录则可直接进入管理页面，首次登录建议修改初始密码，直接点击【修改密码】进行修改（图 6-20）。

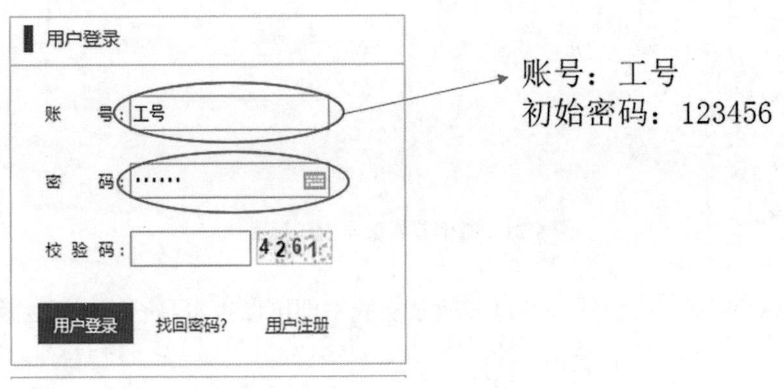

图 6-19　用户登录页面

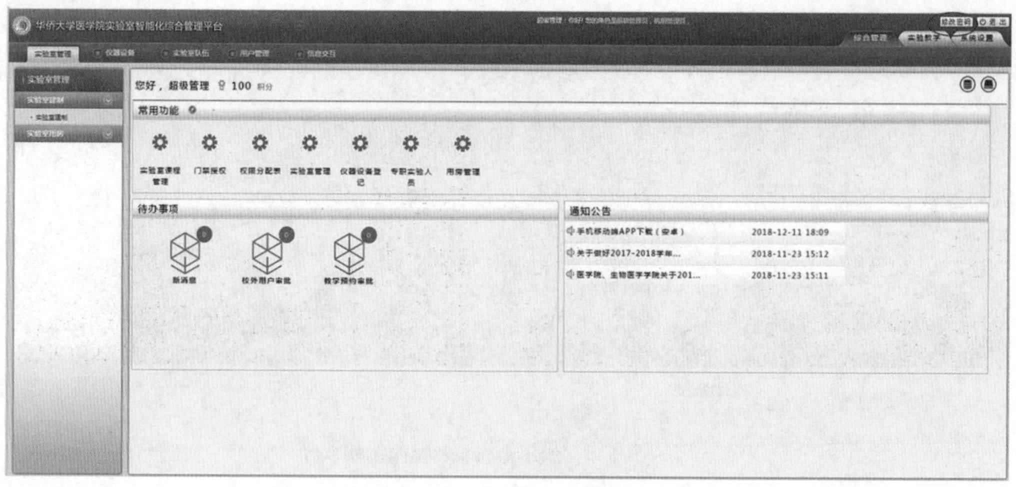

图 6-20　个人信息维护页面

（3）登录平台后，点击页面右上角的【实验教学】，再从左侧的【教学安排】中可查看【实验课表】（图 6-21）。

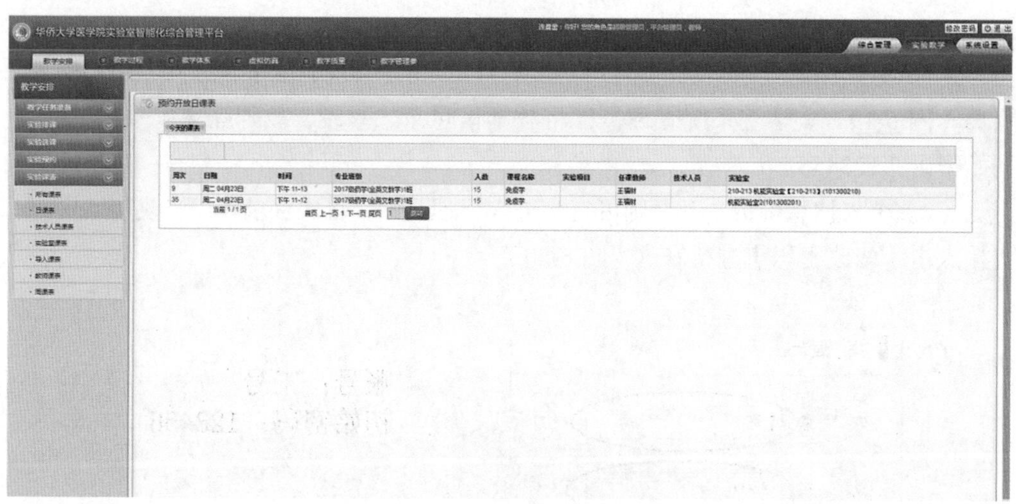

图 6-21　教师查看教学安排页面

（4）【实验室】可预约，选择时间及实验室即可以查看是否有时间冲突并申请（图 6-22）。

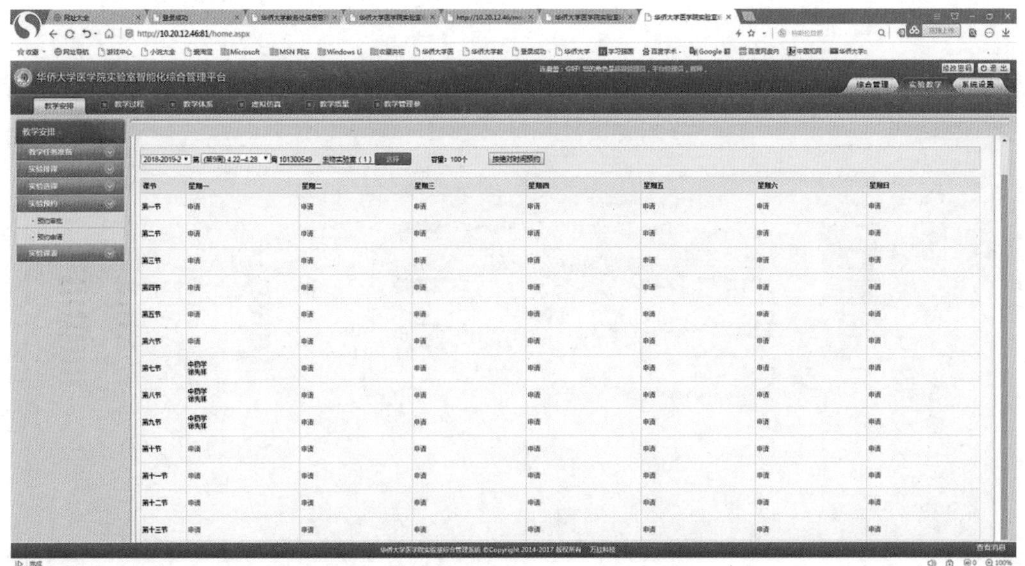

图 6-22 教师进行实验室预约页面

（5）点击【教学过程】，可编辑上传预习资料，录入成绩等（图 6-23）。

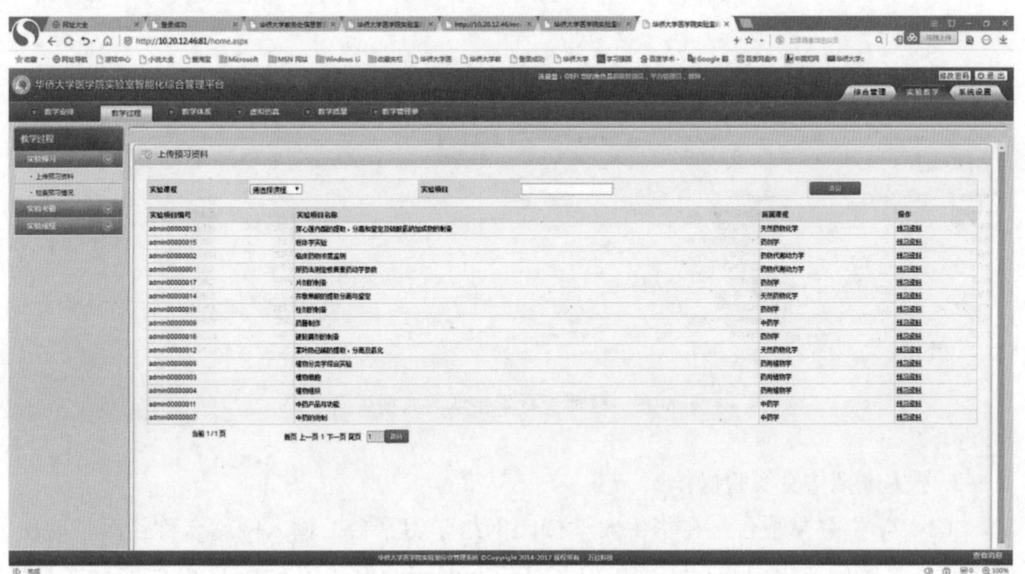

图 6-23 教师进行教学过程管理页面

（6）点击【教学体系】，可编辑课程项目。已有课程项目库已上传，如有更改新增的项目可自己编辑（图 6-24）。

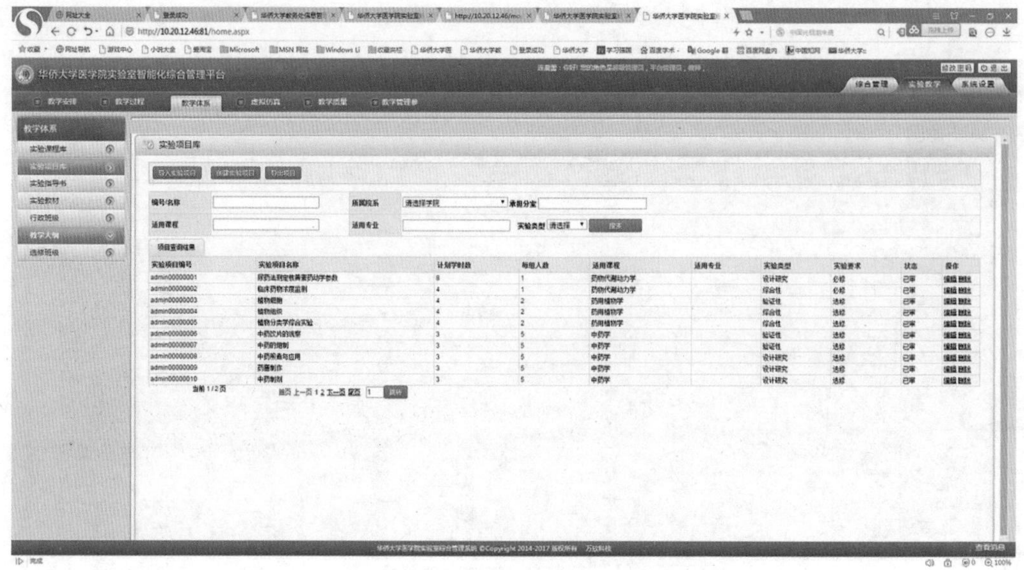

图 6-24　教师编辑课程项目页面

（7）教师可随时查看学生的学习情况，也可导出每个项目学生的学习成绩（图 6-25）。

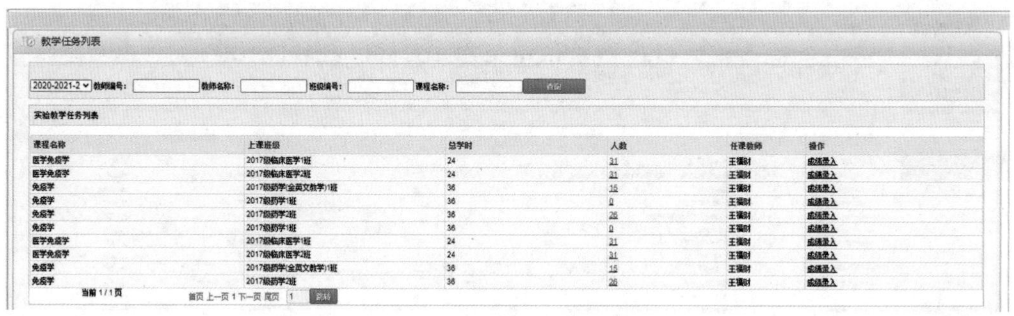

图 6-25　教师查看学生学习成绩页面

2. 学生虚拟仿真实验操作

（1）学生登录平台：在华侨大学校园网络学习平台，输入网站名称：医学院医学虚拟仿真实验教学中心 http://10.20.12.147/index.html）（图 6-26），学生登录账号：学号，初始密码：A1230hqu。

（2）学生登录后，选择【实验教学】，可查看具体资源列表（图 6-27），现有 19 项生物医学虚拟仿真实验项目（表 6-1）。

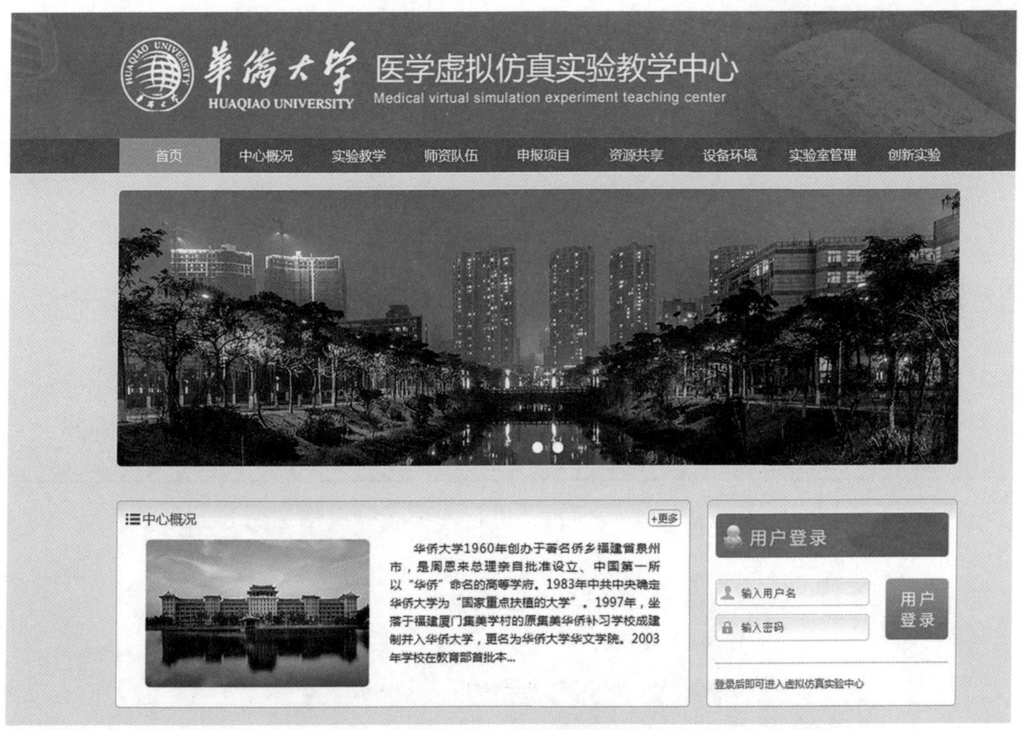

图 6-26　学生登录界面

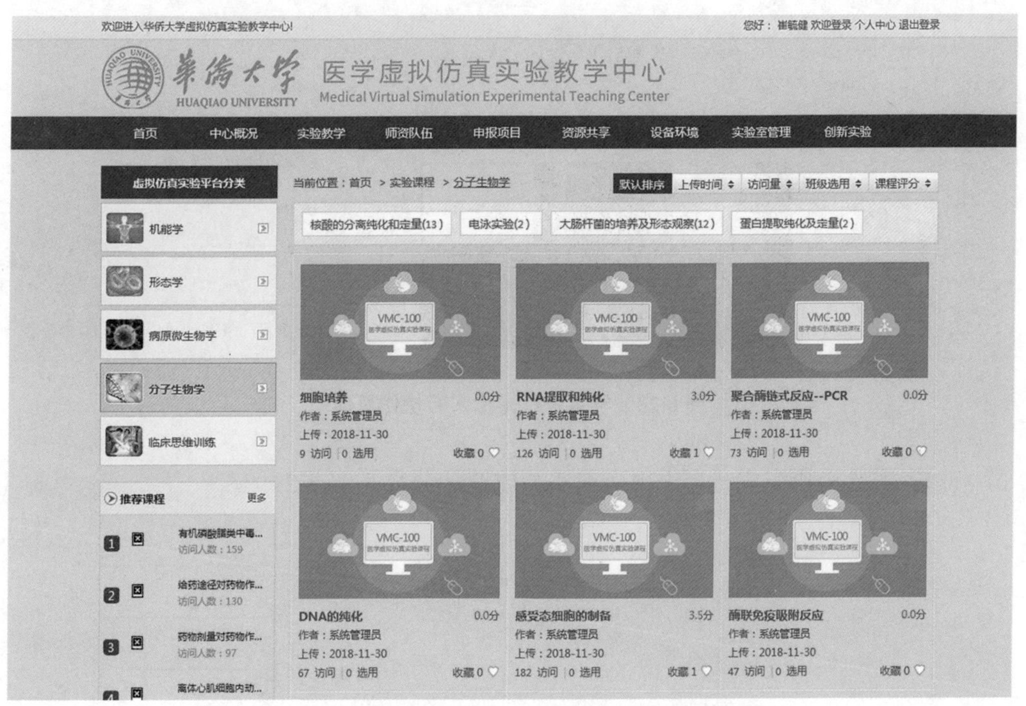

图 6-27　学生查看虚拟仿真实验的资源列表页面

6-1　生物医学实验虚拟仿真实验项目一览表

序号	项目名称	序号	项目名称
1	实验室安全问题虚拟操作软件	11	总 RNA 的提取及纯化
2	细胞基本结构的普通光镜观察和分析	12	聚合酶链反应（PCR）
3	细胞培养	13	反转录
4	动物细胞培养技术	14	荧光定量 PCR
5	细胞凋亡的诱导和凋亡细胞的特征	15	DNA 琼脂糖电泳
6	Taqman 荧光探针法测 SNP 分型	16	DNA 的纯化
7	斑马鱼发育相关基因 pnas4 时间表达谱构建	17	质粒转化大肠埃希菌
8	Bradford 法测定蛋白	18	感受态细胞的制备
9	BCA 法测定蛋白质含量	19	细胞内活性氧荧光值的动态变化
10	聚丙烯酰胺凝胶电泳		

（3）选择相应的虚拟仿真实验项目，进行虚拟实验操作（图 6-28）。

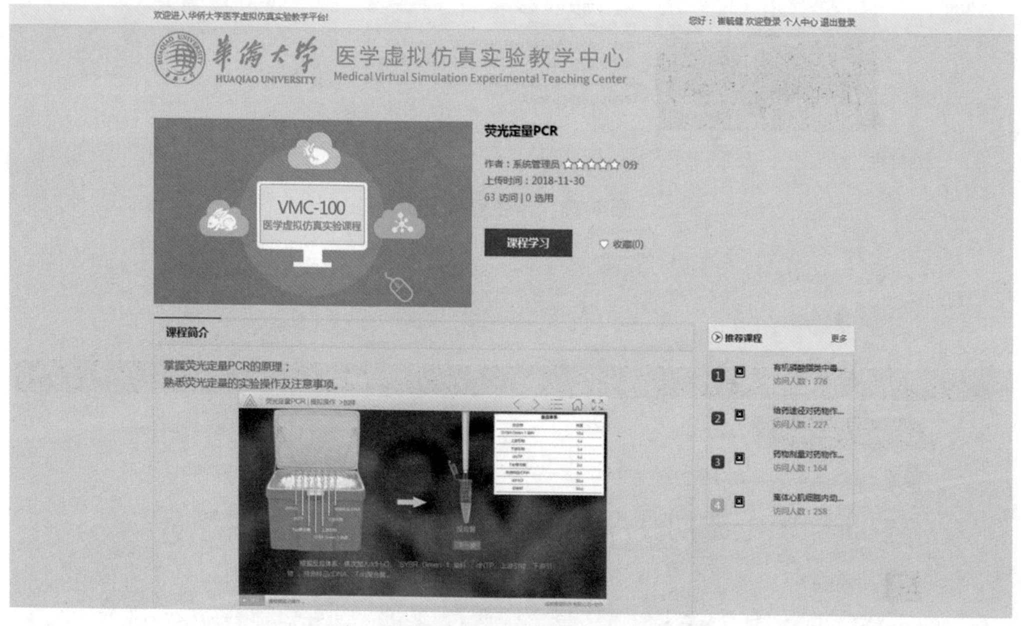

图 6-28　学生进行虚拟实验操作页面

（4）实验操作完成，会出现当前实验成绩的分数（图 6-29）。

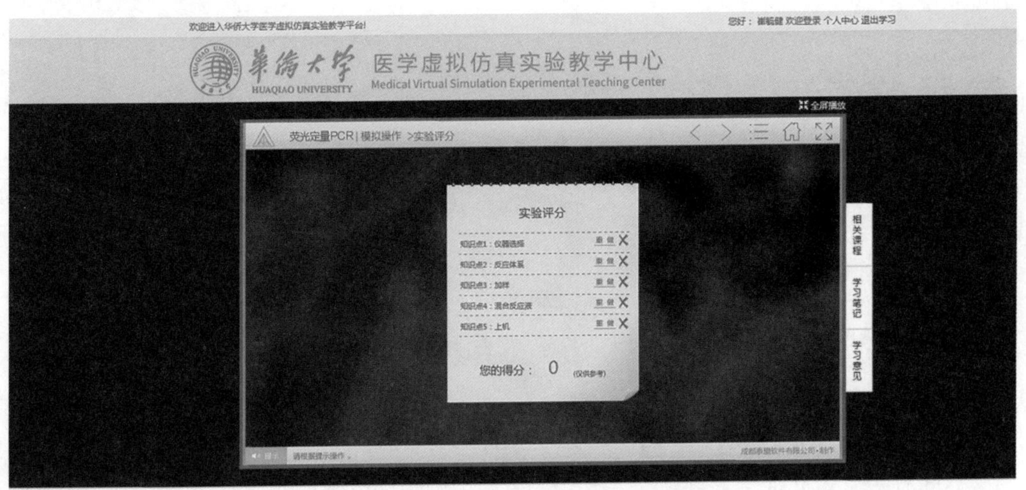

图 6-29　学生查看实验成绩的页面

（5）学生可多次重复训练，直到掌握虚拟仿真项目的实验原理与操作技术，虚拟仿真实验平台后台会自动记录每个学生的学习数据与最高分数。

参考文献

[1] 傅松滨. 医学生物学［M］. 9 版. 北京：人民卫生出版社，2018.
[2] 周春燕，药立波. 生物化学与分子生物学［M］. 9 版. 北京：人民卫生出版社，2018.
[3] 左伋. 医学遗传学［M］. 7 版. 北京：人民卫生出版社，2018.
[4] 陈誉华，陈志南. 医学细胞生物学［M］. 6 版. 北京：人民卫生出版社，2018.
[5] 方瑾，黄东阳. 医学细胞生物学实验指导与习题集［M］. 北京：人民卫生出版社，2019.
[6] 关晶. 细胞生物学和医学遗传学实验及学习指导［M］. 北京：人民卫生出版社，2019.
[7] 常晓彤，张效云. 生物化学与分子生物学实验教程［M］. 北京：人民卫生出版社，2022.
[8] 王进科. 生物医学实验［M］. 北京：科学出版社，2013.
[9] 扈瑞平，郑明霞. 生物医学综合实验指导［M］. 北京：北京大学医学出版社，2016.
[10] 邹永新，钟宁，刘尚明. 生物及人文医学优秀课程思政案例指导［M］. 北京：清华大学出版社，2023.
[11] 曹蕾. 医学生物化学课程思政案例集锦［M］. 北京：化学工业出版社，2023.